Erläuterungen zum Gebrauch der Tabellen

Aus den Tabellen ist zu ersehen, welche Nährstoffmengen im eßbaren Anteil von 100 g eingekauften Lebensmitteln, für Fleisch und Fleischwaren auf Seite 6 und 7 auch in 100 g eßbarem Anteil, enthalten sind. Außerdem wird der Energiegehalt des eßbaren Anteils der Lebensmittel genannt sowie die durchschnittliche Abfallmenge. Bei den berücksichtigten Abfallmengen ist vorausgesetzt, daß bei Lagerung, Transport und Zubereitung keine ungewöhnliche Wertminderung der Nahrung stattgefunden hat.

Die Mittelwerte der physiologischen Brennwerte betragen für 1 g Protein = 17 kJ (4,1 kcal), 1 g Kohlenhydrate = 17 kJ (4,1 kcal), 1 g Fett = 38 kJ (9,3 kcal), 1 g Zitronensäure (Fruchtsäure) = 14 kJ (3,4 kcal), 1 g andere organische Säuren = 17 kJ (4,1 kcal), 1 g Extrakt (Bier) = 17 kJ (4,1 kcal), 1 g Extrakt (Wein) = 14 kJ (3,4 kcal), 1 g Alkohol = 30 kJ (7,0 kcal). Für die Berechnung der Energiewerte werden nicht die Mittelwerte, sondern die für das jeweilige Lebensmittel maßgebenden Brennwerte verwendet. Für Protein liegen die Brennwerte zwischen 16 und 19 kJ/g (3,75 und 4,55 kcal/g), für Fett zwischen 38 und 40 kJ/g (9,25 und 9,50 kcal/g), für Kohlenhydrate zwischen 16 und 18 kJ/g (3,75 und 4,20 kcal/g). In Ergänzung zum Reinfettgehalt sind die gesättigten und mehrfach ungesättigten Fettsäuren, der Cholesterolgehalt und der P/S-Quotient verzeichnet, P = Polyensäuren, S = gesättigte Fettsäuren (Saturated). Der Brennwert errechnet sich aus den gerundeten Analysenwerten der Nährstoffe in den Lebensmitteln in Joule und Kalorien; 1 Kilojoule (kJ) = 0,239 Kilokalorie (kcal), 1 Megajoule (MJ) = 239 kcal, 1 kcal = 4,184 kJ.

Bei der Berechnung der Energiewerte alkoholhaltiger Getränke wird der Alkoholgehalt voll berücksichtigt.

Neben den energieliefernden Nährstoffen (Protein, Fett, Kohlenhydrate) sind die Mineralstoffe (Natrium, Kalium, Calcium, Phosphor, Magnesium, Eisen) und die Vitamine (A = Retinol, E = Tocopherole, B_1 = Thiamin, B_2 = Riboflavin, Niacin = Nicotinamid und C = Ascorbinsäure) in den Tabellen aufgeführt. Wenn die tabellarisch erfaßten Nährstoffe mengenmäßig der empfehlenswerten Zufuhr gerecht werden, kommt es im allgemeinen nicht zur Unterversorgung mit anderen, nicht genannten Nährstoffen. Der Gehalt an Vitamin A und Carotin ist in Retinoläquivalenten verzeichnet. 23,0 mg Natrium haben eine Äquivalentmenge von 1 mmol (bisher 1 mval), 39,1 mg Kalium = 1 mmol. 1 g Kochsalz hat eine Natriumäquivalentmenge von 17 mmol und eine Chloridäquivalentmenge von ebenfalls 17 mmol.

Die angegebenen Analysenwerte beziehen sich auf die ausnutzbaren Nährstoffe der Lebensmittel. Die Tabellen enthalten also Angaben, wieviel Nährstoffe sich der Mensch durchschnittlich zuführt, wenn er 100 g eines Lebensmittels handelsüblicher Qualität einkauft. Die im Durchschnitt resorbierte Energiemenge wird ebenfalls genannt.

In den Tabellen ist nicht der bei Lagerung und haushaltsüblicher Aufbereitung entstehende mögliche Verlust an eßbarer Substanz enthalten. Es kann sich sowohl um unvermeidliche Verluste handeln, wie Festhaften von Nahrungsresten an Töpfen und Schüsseln, um Verderb oder Schwund oder um Lebensmittel, die an Haustiere verfüttert werden. Diese Verluste sind von Lebensmittel zu Lebensmittel und von Nährstoff zu Nährstoff sehr verschieden. Nach vorliegenden Erhebungen betragen gegenwärtig derartige Verluste an genießbarer Substanz im Durchschnitt der Bevölkerung über 10%. Die sich aus den Tabellen ergebenden

Nährwertmengen sind also durchschnittlich um rund 10% zu kürzen, wenn man die tatsächlich verzehrten Lebensmittel zu ermitteln versucht.

Der Nährstoffgehalt pflanzlicher Erzeugnisse schwankt in weiten Grenzen, je nach Produktionsvoraussetzungen, wie Standort, Klima, Düngung, Ernte, Art und Dauer der Lagerung. Der Nährstoffgehalt tierischer Produkte wird von Rasse, Haltungs- und Fütterungsverhältnissen beeinflußt. Viele Lebensmittel werden in mehreren Qualitätsstufen gehandelt. Meistens zeigen sich sensorische Unterschiede (Geruch, Geschmack, Farbe, Gestalt) und Unterschiede in der Zusammensetzung. Infolge der großen Schwankungsmöglichkeiten der Zusammensetzung der Lebensmittel enthalten die Tabellen gerundete Näherungswerte für die einzelnen Nährstoffe.

Die Tabellen enthalten neben Werten aus dem Tabellenwerk „Die Zusammensetzung der Lebensmittel", Band I, II, von *S. W. Souci, W. Fachmann* und *H. Kraut,* Wissenschaftliche Verlagsgesellschaft mbH Stuttgart 1962, 1964, 1969, 1973, 1974, 1977, 1979, 1981/82, Analysendaten von Lebensmitteluntersuchungsinstituten und von Betrieben der Ernährungsindustrie. Weitere Literaturhinweise siehe Seite 61.

Beispiel für eine Nährstoffberechnung (Seelachsfilet)

Der Proteingehalt von 100 g eingekaufter Rohware beträgt 18 g. Zum Verzehr vorbereitet werden je Person 175 g. Zu berechnen ist der Proteingehalt von 175 g Seelachsfilet.

100 g Seelachsfilet enthalten 18 g Protein (S. 14)

1 g Seelachsfilet enthält $\frac{18}{100} = 0{,}18$ g Protein

175 g Seelachsfilet enthalten $0{,}18 \times 175 = 31{,}5$ g Protein

Einführende Hinweise zur Ernährung

Lebensmittel
Nach dem Lebensmittel- und Bedarfsgegenständegesetz sind „Lebensmittel im Sinne dieses Gesetzes Stoffe, die dazu bestimmt sind, in unverändertem, zubereitetem oder verarbeitetem Zustand vom Menschen verzehrt zu werden . . ."
Der Begriff Nahrungsmittel wird häufig im allgemeinen Sprachgebrauch statt Lebensmittel verwendet. Dabei handelt es sich um alle pflanzlichen und tierischen Produkte, die zum Aufbau und zur Erhaltung des menschlichen Körpers sowie zur Energielieferung beitragen.

Nährstoffe
Nährstoffe sind die in den Lebensmitteln enthaltenen chemischen Substanzen, aus denen der Organismus körpereigene Stoffe bilden kann.
Man unterscheidet die energieliefernden Nährstoffgruppen Proteine, Fette, Kohlenhydrate und nicht-energieliefernde Nährstoffe, wie Wasser, Mineralstoffe, Spurenelemente, Vitamine.
Vom Menschen nicht synthetisierbare Nährstoffe nennt man lebensnotwendig oder essentiell. Etwa 50 Nährstoffe sind essentiell, u. a. Vitamine, Mineralstoffe sowie einige Spurenelemente. Diese müssen regelmäßig in bestimmten Mengen mit der Nahrung aufgenommen und umgewandelt werden. Jede Einseitigkeit in der Nährstoffaufnahme ist abzulehnen. Auch die Relation der Nährstoffe untereinander ist von Bedeutung. Es empfiehlt sich, nicht nur den Mindestbedarf der Nährstoffzufuhr zu erreichen, sondern darüber hinaus einem Sicherheitszuschlag gerecht zu werden.
Die Körperzellen der Lebewesen werden fortlaufend ab- und neu aufgebaut oder zumindest umgebaut. Bei diesen Prozessen werden gewisse Substanzen ausgeschieden. Dies ist der sog. Stoffwechsel, ein Charakteristikum des Lebens.
Der dabei wichtigste Prozeß ist die Energiegewinnung mit Hilfe des mit der Atmung aufgenommenen Luftsauerstoffes. Die Energie für den Menschen stammt aus der für alle Lebensprozesse notwendigen Energie der Lebensmittel.

Protein (Eiweiß)
hat die Aufgabe, Muskeln und Organe aufzubauen und zu erhalten. Das Körperprotein verbraucht sich nach und nach und muß daher ständig erneuert werden.
Säuglinge, Kinder und Jugendliche haben einen höheren Proteinbedarf je kg Körpergewicht als Erwachsene. Der Proteinbedarf im Wachstumsalter ist größer, weil dann besonders viele Aufbaustoffe benötigt werden. Mittelschwer-, Schwer- und Schwerstarbeitern ist ein höherer Proteinverbrauch anzuraten.
Nicht jedes Protein ist für unsere Ernährung gleich wertvoll. Protein besteht aus über 20 verschiedenen Bausteinen, den Aminosäuren.

Fett
Fette sind Verbindungen von Glyzerin und gesättigten, einfach oder mehrfach ungesättigten Fettsäuren.
Zur Ernährung sind ebenso pflanzliche wie tierische Fette geeignet. Es ist darauf zu achten, daß die Nahrung eine ausreichende Menge an essentiellen Fettsäuren enthält. Ein Fettbegleitstoff, der in tierischen Fetten vorkommt, ist Cholesterol, von dem der menschliche Organismus täglich eine bestimmte Menge zum Aufbau von Hormonen und dem Gallensaft braucht.
Weniger als die Hälfte des Cholesterols wird mit der Nahrung aufgenommen. Das übrige bildet der Körper selbst.

Kohlenhydrate
Unter dem Begriff Kohlenhydrate wird eine Vielzahl von organischen Verbindungen zusammengefaßt.
Durch die Assimilation (Photosynthese), wird in der Pflanze das Kohlenhydrat Glucose, der Traubenzucker, gebildet. Aus diesem kann durch Zusammenlagerung oder Umlagerung eine Vielzahl von Verbindungen entstehen, die man als Kohlenhydrate bezeichnet. Diese haben den chemischen Grundaufbau gemeinsam: Kohlenstoff aus Kohlendioxid und Wasser (Hydrat). Unverdauliche Kohlenhydrate und andere verwertbare Polysaccharide stammen vorwiegend aus den Zellwänden der Pflanzen (Zellulose, Hemizellulosen, Pektin). Diese Stoffe werden zwangsläufig mit der Nahrung aufgenommen. Sie haben als Ballaststoffe Bedeutung für die Ernährung des Menschen.

Ballaststoffe
Ballaststoffe sind organische Bestandteile pflanzlichen Ursprungs, die von Enzymen des menschlichen Verdauungstraktes nicht abgebaut werden, aber den Mikroorganismen des Dickdarms gewissermaßen als Nahrungsgrundlage dienen. Sie selbst sind im wesentlichen unverdaulich, fördern aber die Verdauung. Vorbeugend wirken sie gegen Verdauungsstörungen, direkt oder indirekt auch gegen manche Krankheiten.
Eine ballaststoffreiche Ernährung, reich an Gemüse, Kartoffeln, Schrot- und Vollkornbrot, ist zu empfehlen.

Wasser
Wasser ist von allen Nährstoffen, die dem Organismus zugeführt werden müssen, am wenigsten entbehrlich, wenngleich Wasser keine Energie und auch nur sehr unbedeutende Nährstoffmengen liefert.

Mineralstoffe
Mineralstoffe sind essentielle anorganische Substanzen, die für die Aufrechterhaltung eines ungestörten Stoffwechsels erforderlich sind. Sie beeinflussen die Stoffwechselprozesse durch Regulierung biologischer Vorgänge, wie Blutgerinnung und Muskelerregung, und sie haben spezifische Funktionen bei der Aktivität der Nerven zu erfüllen. Wie andere biologische Substanzen, sind Mineralstoffe einem ständigen Umsatz unterworfen.

Spurenelemente
Als Spurenelemente werden anorganische Stoffe bezeichnet, die in sehr geringen Konzentrationen im Menschen und anderen Lebewesen vorkommen. Manche Spurenelemente haben im Organismus eine lebenswichtige Aufgabe. Ihr Fehlen löst definierte Mangelerscheinungen aus.

Vitamine
Vitamine sind lebensnotwendige Verbindungen, die dem tierischen Organismus mit der Nahrung entweder als solche oder in Form leicht in die eigentlichen Vitamine umwandelbarer Vorstufen (Provitamine) zugeführt werden müssen. Sie können vom Organismus nicht (oder nicht ausreichend) erzeugt werden. Vitamine sind zum normalen Ablauf der chemischen Vorgänge in den Körperzellen unentbehrlich. Die benötigten Vitaminmengen sind sehr gering. Ein Mangel oder fehlende Zufuhr eines Vitamins erzeugt Ausfallerscheinungen im Sinne einer ernährungsbedingten Krankheit. Die im Körper vorhandenen Vitamine unterliegen einem kontinuierlichen Abbau. Sie müssen daher immer wieder mit der Nahrung aufgenommen werden. Die Hauptursachen für eine unzureichende Vitaminzufuhr sind: Unzweckmäßige Nahrungswahl; Vitaminverarmung gewisser Lebensmittel, wie bei Getreideerzeugnissen, durch technische Behandlung; Vitaminverluste bei industrieller Verarbeitung; unzweckmäßige haushaltsübliche Zubereitung oder Lagerung.

Tabellen

Lebensmittel	Energiegehalt in 100 g eßbarem Anteil kcal	Abfall %	Der eßbare Teil von 100 g eingekaufter Ware enthält: Protein g	Fett g	Gesättigte Fettsäuren g	Mehrfach ungesätt. Fetts. g	Cholesterol mg	P/S-Quotient	Kohlenhydrate g	Energie kJ	Energie kcal	Resorbierte Energiemenge %
Fleisch und Fleischwaren[1])												
Schweinefleisch, sehr mager	118	0	21	4	1,8	0,4	70	0,22	·	495	118	96
Schweinefleisch, mager	145	1	19	7	3,2	0,7	68	0,22	·	600	143	95
Schweineschnitzelfleisch	168	1	21	8	·	·	68	·	·	695	166	96
Schweinefleisch, mittelfett	345	20	18	21	9,7	2,1	55	0,22	·	1155	276	94
Schweinekotelett	258	20	14	15	·	2,4	55	·	·	860	205	96
Schweinefleisch, fett	480	19	10	37	16,9	3,7	55	0,22	·	1630	389	95
Schweinenackenkotelett	368	15	12	27	·	1,1	55	·	·	1310	313	95
Schweinefleisch, sehr fett	565	16	8	46	21,2	4,6	55	0,22	·	1985	475	95
Rindfleisch, sehr mager	113	2	22	2	1,0	0,1	58	0,10	·	465	111	97
Rindfleisch, mager	214	19	15	11	6,0	0,3	55	0,05	·	725	173	96
Rindfleisch, mittelfett	283	16	15	18	9,0	0,5	55	0,06	·	995	238	96
Rindfleisch, fett	345	15	14	24	12,0	0,7	55	0,06	·	1225	293	95
Hackfleisch (halb u. halb)	253	0	20	19	9,0	1,3	65	0,14	·	1060	253	95
Kalbfleisch, mittelfett	121	23	16	3	1,4	0,4	55	0,29	·	390	93	97
Hammelfleisch, mittelfett	323	24	13	20	11,8	0,6	55	0,05	·	1030	246	95
Kaninchenfleisch	167	21	16	6	4,0	0,2	110	0,05	1	550	132	96
Pferdefleisch	118	25	16	2	·	·	·	·	+	370	89	97
Herz, Durchschnitt a. Rind u. Kalb	128	21	12	4	2,0	0,1	110	0,05	1	425	101	96
Hirn (Kalb)	118	3	10	7	2,4	0,3	1940	0,13	1	480	115	96
Kaldaunen (Kutteln)	97	0	19	2	·	·	150	·	·	405	97	96
Leber (Kalb)	143	4	18	4	1,8	0,6	350	0,33	4	575	137	96
Leber (Rind)	141	7	18	3	1,3	0,5	245	0,38	6	550	131	96
Leber (Schwein)	147	7	19	5	2,0	0,7	315	0,35	1	575	137	97

[1]) Bei Fleischwaren können zwischen der höchsten und der niedrigsten Qualitätsstufe Unterschiede in der Wertigkeit der Proteine auftreten. Fett- und Proteingehalt von

Der eßbare Teil von 100 g eingekaufter Ware enthält:

Mineralstoffe						Vitamine						Lebensmittel
Natrium mg	Kalium mg	Calcium mg	Phosphor mg	Magnesium mg	Eisen mg	A µg	E mg	B_1 mg	B_2 mg	Niacin mg	C mg	
												Fleisch und Fleischwaren[1])
60	385	8	150	18	2,0	·	0,4	0,90	0,15	3,5	·	Schweinefleisch, sehr mager
70	345	8	150	22	2,0	·	·	0,70	0,15	3,5	·	Schweinefleisch, mager
55	370	2	190	19	2,3	·	0,5	0,75	0,20	4,0	·	Schweineschnitzelfleisch
70	310	8	155	25	2,0	·	·	0,70	0,15	3,5	·	Schweinefleisch, mittelfett
50	250	9	120	19	1,4	·	0,6	0,65	0,15	3,5	·	Schweinekotelett
70	260	7	140	4	1,4	·	·	0,70	0,10	2,5	·	Schweinefleisch, fett
65	215	4	·	·	1,9	·	·	0,80	0,15	3,3	·	Schweinenackenkotelett
35	140	6	100	·	1,3	+	·	0,35	0,10	2,5	·	Schweinefleisch, sehr fett
40	385	11	170	18	3,0	·	0,7	0,10	0,20	4,5	·	Rindfleisch, sehr mager
45	275	9	140	17	2,1	·	0,6	0,05	0,15	4,0	·	Rindfleisch, mager
75	275	8	125	21	2,4	10	0,4	0,05	0,15	4,0	·	Rindfleisch, mittelfett
85	300	8	140	·	2,4	·	·	0,05	0,15	3,5	·	Rindfleisch, fett
35	290	8	135	17	2,2	5	·	0,40	0,15	4,0	·	Hackfleisch (halb u. halb)
75	260	10	160	12	1,7	·	0,1	0,10	0,20	5,0	·	Kalbfleisch, mittelfett
75	265	7	135	14	1,8	+	0,5	0,10	0,10	3,0	+	Hammelfleisch, mittelfett
35	300	11	175	23	2,8	+	0,8	0,10	0,05	7,0	2	Kaninchenfleisch
35	250	10	140	17	3,5	16	·	0,10	0,10	3,5	1	Pferdefleisch
80	205	10	155	20	3,5	24	0,4	0,40	0,75	5,5	4	Herz, Durchschnitt a. Rind u. Kalb
150	260	12	340	15	2,4	·	1,9	0,20	0,25	3,5	22	Hirn (Kalb)
45	20	10	130	·	1,6	·	1,0	+	·	3,0	·	Kaldaunen (Kutteln)
80	285	4	300	18	10,2	4000	1,2	0,25	2,45	16,5	39	Leber (Kalb)
110	270	7	335	16	6,6	7760	0,6	0,30	2,70	13,5	28	Leber (Rind)
70	325	9	335	20	20,6	3290	0,4	0,30	2,95	14,5	21	Leber (Schwein)

Wurstwaren hängen sehr von der regional unterschiedlichen Verkehrsauffassung ab.

Lebensmittel	In 100 g eßbarem Anteil sind enthalten:									
	Protein g	**Fett** g	Gesättigte Fettsäuren g	Mehrfach ungesätt. Fetts. g	Cholesterol mg	P/S-Quotient	**Kohlenhydrate** g	**Energie** kJ	**Energie** kcal	Resorbierte Energiemenge %

Fleisch und Fleischwaren

Im Vergleich zur Tabelle Seite 6 und 7

Lebensmittel	Protein g	Fett g	Gesättigte Fettsäuren g	Mehrfach ungesätt. Fetts. g	Cholesterol mg	P/S-Quotient	Kohlenhydrate g	kJ	kcal	%
Schweinefleisch, sehr mager	21,0	4,0	1,8	0,4	70	0,22	·	495	118	96
Schweinefleisch, mager	19,2	7,1	3,2	0,7	70	0,22	·	605	144	95
Schweineschnitzelfleisch	21,2	8,1	·	·	70	·	·	700	168	96
Schweinefleisch, mittelfett	22,5	26,2	12,1	2,6	70	0,22	·	1445	345	94
Schweinekotelett	17,6	19,0	·	3,0	70	·	·	1080	260	96
Schweinefleisch, fett	12,3	45,6	20,9	4,6	65	0,22	·	2010	480	95
Schweinenackenkotelett	14,1	31,7	·	1,3	65	·	·	1540	368	95
Schweinefleisch, sehr fett	9,5	54,8	25,2	5,5	65	0,22	·	2365	565	95
Rindfleisch, sehr mager	22,4	2,0	1,0	0,1	60	0,10	·	475	113	97
Rindfleisch, mager	18,5	13,6	7,4	0,4	65	0,05	·	895	214	96
Rindfleisch, mittelfett	17,9	21,4	10,7	0,6	70	0,06	·	1185	283	96
Rindfleisch, fett	16,5	28,2	14,1	0,8	70	0,06	·	1440	345	95
Hackfleisch (halb u. halb)	20,0	19,0	9,0	1,3	65	0,14	·	1060	253	95
Kalbfleisch, mittelfett	20,8	3,9	1,8	0,5	70	0,28	·	505	121	97
Hammelfleisch, mittelfett	17,1	26,3	15,5	0,8	70	0,05	·	1355	324	95
Kaninchenfleisch	20,3	7,6	5,1	0,2	140	0,04	1	695	167	96
Pferdefleisch	21,3	2,7	·	·	·	·	1	495	119	97
Herz, Durchschnitt a. Rind u. Kalb	15,2	5,1	2,5	0,1	140	0,04	1	540	128	96
Hirn (Kalb)	10,3	7,2	2,5	0,3	2000	0,12	1	495	119	96
Kaldaunen (Kutteln)	19,0	2,0	·	·	150	·	·	405	97	96
Leber (Kalb)	18,8	4,2	1,9	0,6	360	0,32	4	600	143	96
Leber (Rind)	19,4	3,2	1,4	0,5	265	0,36	6	590	141	96
Leber (Schwein)	20,4	5,4	2,1	0,7	340	0,33	1	620	147	97

In 100 g eßbarem Anteil sind enthalten:												
Mineralstoffe						Vitamine						**Lebensmittel**
Natrium mg	Kalium mg	Calcium mg	Phosphor mg	Magnesium mg	Eisen mg	A µg	E mg	B_1 mg	B_2 mg	Niacin mg	C mg	
												Fleisch und Fleischwaren
60	385	8	150	18	2,0	·	0,4	0,90	0,15	3,5	·	Schweinefleisch, sehr mager
70	350	8	150	22	2,0	·	·	0,71	0,15	3,5	·	Schweinefleisch, mager
55	375	2	190	19	2,3	·	0,5	0,76	0,20	4,0	·	Schweineschnitzelfleisch
80	395	10	195	31	2,5	·	·	0,87	0,19	4,4	·	Schweinefleisch, mittelfett
65	315	11	150	24	1,8	·	0,8	0,82	0,20	4,3	·	Schweinekotelett
85	320	9	175	5	1,7	·	·	0,86	0,12	3,1	·	Schweinefleisch, fett
75	255	5	140	·	2,2	·	·	0,94	0,18	3,9	·	Schweinenackenkotelett
40	165	7	120	·	1,5	·	·	0,42	0,12	3,0	·	Schweinefleisch, sehr fett
40	395	11	175	18	3,1	·	0,7	0,10	0,20	4,6	·	Rindfleisch, sehr mager
55	340	11	175	21	2,6	·	0,7	0,06	0,19	4,9	·	Rindfleisch, mager
90	325	9	150	25	2,9	10	0,5	0,06	0,18	4,8	·	Rindfleisch, mittelfett
100	355	9	165	·	2,9	·	·	0,06	0,18	4,1	·	Rindfleisch, fett
35	290	8	135	17	2,2	5	·	0,40	0,15	4,0	·	Hackfleisch (halb u. halb)
95	340	13	210	16	2,2	·	0,1	0,13	0,26	6,5	·	Kalbfleisch, mittelfett
100	350	9	180	18	2,4	·	0,7	0,13	0,13	3,9	+	Hammelfleisch, mittelfett
45	380	14	220	29	3,5	·	1,0	0,13	0,06	8,9	2	Kaninchenfleisch
45	335	13	185	23	4,7	20	·	0,13	0,13	4,7	1	Pferdefleisch
100	260	13	195	25	4,4	30	0,5	0,51	0,95	7,0	5	Herz, Durchschnitt a. Rind u. Kalb
155	270	12	350	15	2,5	·	2,0	0,21	0,26	3,6	23	Hirn (Kalb)
45	20	10	130	·	1,6	·	1,0	+	·	3,0	·	Kaldaunen (Kutteln)
85	295	4	310	19	10,6	4170	1,3	0,26	2,55	17,2	41	Leber (Kalb)
120	290	7	360	17	7,1	8340	0,6	0,32	2,90	14,5	30	Leber (Rind)
75	350	10	360	22	22,2	3540	0,4	0,32	3,17	15,6	23	Leber (Schwein)

Lebensmittel	Energiegehalt in 100 g eßbarem Anteil kcal	Abfall %	Der eßbare Teil von 100 g eingekaufter Ware enthält:									
			Protein g	**Fett** g	Gesättigte Fettsäuren g	Mehrfach ungesätt. Fetts. g	Cholesterol mg	P/S-Quotient	**Kohlenhydrate** g	**Energie** kJ	**Energie** kcal	Resorbierte Energiemenge %
Lunge (Kalb)	98	24	13	2	·	·	280	·	+	315	75	97
Niere (Kalb)	138	12	15	6	2,0	0,3	330	0,15	1	505	121	96
Zunge (Rind)	223	26	12	12	6,0	0,2	105	0,03	+	700	167	94
Schinken, geräuchert, roh	395	13	16	29	13,5	3,0	30	0,22	·	1440	344	95
Schinken, gekocht	282	3	19	20	9,2	2,0	85	0,22	·	1145	274	95
Speck, fett	854	10	2	80	37,0	8,0	100	0,22	·	3220	770	95
Speck, durchwachsen	658	8	8	60	28,0	6,0	100	0,21	·	2530	605	95
Blutwurst	482	4	14	44	20,0	4,0	85	0,20	·	1935	463	95
Bratwurst	383	2	12	35	16,0	3,5	100	0,22	·	1570	375	95
Fleischwurst	328	1	11	30	14,0	3,0	85	0,21	·	1355	324	95
Bierschinken	247	1	15	19	·	·	80	·	·	1025	245	96
Sülzwurst	306	2	23	23	·	·	80	·	·	1255	300	95
Leberkäse	271	0	13	23	11,0	2,0	85	0,18	+	1135	271	95
Leberwurst	449	2	12	40	18,0	4,0	85	0,22	1	1840	440	95
Leberwurst, mager	273	2	17	21	·	·	70	·	2	1120	268	95
Mettwurst (Braunschw. Mettw.)	541	2	12	51	10,0	2,0	85	0,20	·	2220	530	95
Mortadella	367	2	12	32	15,0	3,0	85	0,20	+	1505	360	95
Salami	550	5	17	47	22,0	5,0	85	0,23	+	2190	523	95
Schwartenmagen	264	6	15	20	·	·	85	·	·	1040	248	93
Zervelatwurst	478	5	17	41	19,0	4,0	85	0,21	·	1900	454	95
Dosenwürstchen	239	0	13	20	7,0	2,0	85	0,29	·	1000	239	97
Frankfurter Würstchen	250	0	13	21	7,0	2,0	85	0,29	+	1045	250	95
Kasseler Rippchen	328	17	15	22	10,0	2,0	70	0,20	+	1140	272	96
Corned beef, deutsch	153	0	22	6	3,0	0,2	70	0,07	·	640	153	96
Fleischkonserven (Rind)	233	0	25	14	6,0	0,3	90	0,05	·	975	233	96

Der eßbare Teil von 100 g eingekaufter Ware enthält:

Mineralstoffe						Vitamine						Lebensmittel
Natrium mg	Kalium mg	Calcium mg	Phosphor mg	Magnesium mg	Eisen mg	A µg	E mg	B_1 mg	B_2 mg	Niacin mg	C mg	
115	230	4	+	·	4,0	·	·	0,10	0,25	3,0	30	Lunge (Kalb)
175	255	9	230	16	10,1	185	0,2	0,35	2,20	5,5	11	Niere (Kalb)
75	190	7	170	7	2,2	+	·	0,10	0,20	3,5	·	Zunge (Rind)
2200	215	9	180	17	2,0	+	·	0,50	0,20	3,0	·	Schinken, geräuchert, roh
850	260	10	155	23	2,4	+	·	0,50	0,25	3,5	+	Schinken, gekocht
385	15	5	120	4	0,4	+	·	0,10	0,05	0,5	·	Speck, fett
1630	205	9	100	20	0,7	+	0,6	0,40	0,15	2,0	·	Speck, durchwachsen
650	35	10	160	7	2,0	·	·	·	·	·	·	Blutwurst
520	140	5	·	15	1,0	·	0,3	0,40	0,10	2,0	·	Bratwurst
820	195	9	165	13	2,5	·	·	0,20	0,25	2,5	·	Fleischwurst
740	260	15	150	18	1,5	·	·	0,30	0,20	3,8	·	Bierschinken
·	·	·	·	16	1,0	·	·	·	·	·	·	Sülzwurst
600	300	4	·	15	2,0	·	·	0,05	0,15	2,5	·	Leberkäse
795	140	40	150	12	5,2	1430	0,7	0,20	0,90	3,5	·	Leberwurst
400	140	9	240	7	5,5	1725	·	0,15	1,10	4,5	·	Leberwurst, mager
1070	210	13	(155)	11	(1,6)	·	·	(0,20)	(0,15)	(2,5)	·	Mettwurst (Braunschw. Mettw.)
655	205	40	·	19	1,5	+	·	0,10	0,15	3,0	+	Mortadella
1185	285	35	·	10	2,0	+	0,7	0,15	0,20	2,5	+	Salami
·	260	10	160	·	2,0	·	·	0,05	0,10	1,0	·	Schwartenmagen
1200	185	20	110	11	1,5	·	·	·	·	·	·	Zervelatwurst
710	165	10	185	9	2,7	·	·	0,03	0,10	3,0	·	Dosenwürstchen
780	180	8	105	9	1,8	+	0,6	0,20	0,20	2,5	·	Frankfurter Würstchen
795	270	5	135	22	2,1	+	·	·	·	·	·	Kasseler Rippchen
830	130	35	·	15	1,5	·	·	0,03	0,10	3,0	·	Corned beef, deutsch
600	280	14	·	15	3,0	·	0,5	0,05	0,20	3,5	·	Fleischkonserven (Rind)

Lebensmittel	Energiegehalt in 100 g eßbarem Anteil kcal	Abfall %	Der eßbare Teil von 100 g eingekaufter Ware enthält: Protein g	Fett g	Gesättigte Fettsäuren g	Mehrfach ungesätt. Fetts. g	Cholesterol mg	P/S-Quotient	Kohlenhydrate g	Energie kJ	Energie kcal	Resorbierte Energiemenge %
Fleischbrühe	17	0	1	1	·	·	·	·	1	70	17	97
Gekörnte Brühe, Instant	180	0	23	8	·	·	·	·	3	755	180	97
Knochen (auskochbarer Wert i. D.)	857	93	·	6	·	·	·	·	·	250	60	·
Gelatine	340	0	84	+	·	·	·	·	+	1425	340	97
Hühnersuppe mit Nudeln	45	0	2	3	·	·	·	·	3	190	45	97
Hase	124	20	17	2	1,3	0,1	110	0,08	·	415	99	96
Hirsch	123	21	16	3	·	·	·	·	·	400	95	96
Reh (Rücken)	133	30	16	3	2,0	0,1	110	0,05	·	390	93	95
Wildgeflügel i. D.	108	25	13	3	1,0	0,6	75	0,60	·	340	81	95
Brathähnchen	144	26	15	4	1,4	0,9	55	0,64	·	450	107	96
Ente	243	20	15	14	4,3	3,1	75	0,72	·	810	194	95
Gans	364	37	10	20	6,2	4,4	75	0,71	·	960	230	95
Hähnchenkeule	120	25	15	2	·	0,5	65	·	·	375	90	97
Hähnchenbrust	109	28	16	1	·	·	70	·	·	330	79	96
Putenfleisch ohne Knochen	125	0	23	3	·	·	70	·	·	525	125	96
Suppenhuhn	274	27	20	13	4,4	2,9	75	0,66	·	840	200	96
Truthahn (Puter)	230	27	15	11	3,7	2,4	75	0,65	+	705	168	95

Fische und Fischwaren

Lebensmittel	Energiegehalt kcal	Abfall %	Protein g	Fett g	Gesättigte Fettsäuren g	Mehrfach ungesätt. Fetts. g	Cholesterol mg	P/S-Quotient	Kohlenhydrate g	Energie kJ	Energie kcal	Resorbierte Energiemenge %
Aal	299	30	9	18	·	·	70	·	+	875	209	95
Heilbutt	110	20	16	2	0,5	1,0	22	2,00	·	370	88	97
Hering[1]) (ganzer Fisch)	222	30	13	10	3,8	2,3	60	0,61	·	650	155	96
Hering (Filet)	222	0	18	15	6,8	4,1	60	0,60	+	930	222	96
Hering, Rogen	143	0	26	3	·	·	·	·	+	600	143	97

[1]) Fangzeit Juli bis November

Der eßbare Teil von 100 g eingekaufter Ware enthält:

Mineralstoffe						Vitamine						
Natrium mg	Kalium mg	Calcium mg	Phosphor mg	Magnesium mg	Eisen mg	A µg	E mg	B_1 mg	B_2 mg	Niacin mg	C mg	**Lebensmittel**
·	·	·	·	·	·	·	·	·	·	·	·	Fleischbrühe
2400	500	230	740	374	·	·	·	·	·	·	·	Gekörnte Brühe, Instant
·	·	·	·	·	·	·	·	·	·	·	·	Knochen (auskochbarer Wert i. D.)
30	20	10	+	·	+	+	2,3	+	+	+	+	Gelatine
370	15	·	·	3	·	·	·	·	·	·	·	Hühnersuppe mit Nudeln
40	320	7	175	22	1,9	·	0,4	0,05	0,05	6,5	·	Hase
50	260	6	195	23	2,0	·	·	·	0,20	·	·	Hirsch
60	240	18	155	23	2,1	·	·	·	0,20	·	·	Reh (Rücken)
·	285	18	·	·	2,0	45	0,7	(0,05)	(0,10)	(5,0)	·	Wildgeflügel i. D.
60	265	9	150	27	1,3	7	0,1	0,05	0,10	5,0	2	Brathähnchen
65	235	9	145	15	1,7	·	·	0,25	0,15	3,0	6	Ente
55	265	8	+	20	1,2	41	1,7	0,10	0,15	4,0	·	Gans
70	190	11	140	15	1,4	·	·	0,05	0,18	4,0	·	Hähnchenkeule
50	190	10	155	19	0,8	·	0,3	0,50	0,60	7,5	·	Hähnchenbrust
50	200	20	190	18	3,0	·	·	·	·	·	·	Putenfleisch ohne Knochen
60	190	14	200	18	1,5	·	1,0	0,10	0,15	8,0	·	Suppenhuhn
50	230	19	185	20	3,1	+	0,8	0,10	0,10	6,0	·	Truthahn (Puter)

Fische und Fischwaren

Natrium mg	Kalium mg	Calcium mg	Phosphor mg	Magnesium mg	Eisen mg	A µg	E mg	B_1 mg	B_2 mg	Niacin mg	C mg	Lebensmittel
55	175	13	115	15	0,4	520	5,6	0,10	0,20	1,5	1	Aal
55	360	11	160	22	0,4	25	0,7	0,05	0,05	4,5	·	Heilbutt
80	250	25	180	·	0,8	27	1,1	0,05	0,15	2,5	0,3	Hering[1]) (ganzer Fisch)
120	315	35	250	22	1,1	40	·	0,05	0,25	4,0	0,5	Hering (Filet)
90	220	·	·	·	·	·	·	0,05	0,40	·	·	Hering, Rogen

Lebensmittel	Energiegehalt in 100 g eßbarem Anteil	Abfall	Der eßbare Teil von 100 g eingekaufter Ware enthält:									
			Protein	Fett	Gesättigte Fettsäuren	Mehrfach ungesätt. Fetts.	Cholesterol	P/S-Quotient	Kohlenhydrate	Energie		Resorbierte Energiemenge
	kcal	%	g	g	g	g	mg		g	kJ	kcal	%
Kabeljau, Dorsch (ganzer Fisch)	78	44	10	+	+	+	38	+	+	185	44	97
Kabeljau, Dorsch (Filet)	78	0	17	+	+	+	30	+	+	325	78	97
Kabeljau, TK, paniert	113	0	15	0,2	·	·	24	·	11	475	113	92
Rotbarsch, Goldbarsch (Filet)	114	0	18	4	1,2	1,2	38	1,00	+	475	114	97
Rotbarsch, TK, paniert	142	0	16	3	0,9	0,9	30	1,00	11	595	142	92
Schellfisch (Filet)	80	0	18	+	0,4	0,4	31	1,00	+	335	80	97
Seelachs (Filet)	88	0	18	1	0,4	0,4	33	1,00	+	370	88	97
Forelle, Bach-Regenbogenforelle	100	48	10	1	0,3	0,4	30	1,33	+	220	52	97
Hecht	89	45	10	1	·	·	30	·	·	205	49	97
Karpfen	125	48	10	3	·	·	50	·	+	270	65	97
Aal, geräuchert	351	24	14	22	·	·	70	·	·	1120	267	95
Bückling, geräuchert	232	37	14	9	3,4	2,1	70	0,62	+	610	146	96
Seelachs, geräuchert	108	18	19	1	·	·	60	·	·	365	87	96
Hering, mariniert (Bismarckhering)	225	5	16	15	5,7	3,5	60	0,61	·	895	214	95
Salzhering (Pökelhering)	233	57	9	7	·	·	60	·	+	420	100	96
Matjeshering (Filet)	285	0	16	23	9,0	5,0	60	0,56	·	1190	285	95
Heringsfilet in Tomatensauce	218	0	15	15	·	·	·	·	2	910	218	·
Lachs in Dosen	173	2	21	9	·	·	35	·	·	710	170	99
Ölsardinen (nur feste Teile)	240	0	24	14	5,0	4,0	70	0,80	1	1005	240	96
Thunfisch in Öl (feste und flüssige Teile)	304	0	24	21	·	·	70	·	·	1270	304	96
Krabben in Dosen	84	0	18	1	·	·	150	·	1	350	84	97
Fischstäbchen, TK	200	0	16	7	·	·	·	·	20	840	200	·

Der eßbare Teil von 100 g eingekaufter Ware enthält:												Lebensmittel
Mineralstoffe						Vitamine						
Natrium mg	Kalium mg	Calcium mg	Phosphor mg	Magnesium mg	Eisen mg	A µg	E mg	B_1 mg	B_2 mg	Niacin mg	C mg	
50	270	18	140	·	0,3	·	0,2	0,03	0,02	1,0	1	Kabeljau, Dorsch (ganzer Fisch)
85	350	11	190	19	0,5	·	·	0,05	0,05	2,0	2	Kabeljau, Dorsch (Filet)
65	280	9	155	·	0,1	·	·	0,06	0,04	1,5	2	Kabeljau, TK, paniert
80	345	20	200	14	0,7	12	0,6	0,10	0,10	2,5	1	Rotbarsch, Goldbarsch (Filet)
60	275	16	165	·	0,6	9	·	0,10	0,08	2,0	1	Rotbarsch, TK, paniert
115	300	18	175	14	0,6	17	0,2	0,05	0,15	3,0	·	Schellfisch (Filet)
80	375	14	300	23	1,0	11	·	0,10	0,35	4,0	·	Seelachs (Filet)
20	235	9	130	14	0,5	23	0,2	0,05	0,04	2,0	·	Forelle, Bach-Regenbogenforelle
35	140	11	105	·	0,6	8	0,1	0,05	0,05	0,9	·	Hecht
25	160	15	110	·	0,6	27	0,3	0,05	0,03	0,1	(1)	Karpfen
380	175	15	190	14	0,5	710	·	0,15	0,30	3,0	·	Aal, geräuchert
455	180	20	160	23	(0,9)	9	1,1	0,03	0,20	2,0	·	Bückling, geräuchert
·	325	20	160	·	·	9	·	0,05	0,10	2,5	·	Seelachs, geräuchert
980	250	35	140	11	·	34	·	0,05	0,20	·	·	Hering, mariniert (Bismarckhering)
2550	105	50	(145)	17	(8,6)	20	·	0,02	0,15	1,5	+	Salzhering (Pökelhering)
2500	235	50	150	35	·	·	·	·	·	·	·	Matjeshering (Filet)
525	350	50	190	61	1,9	240	3,1	0,06	0,18	2,6	1	Heringsfilet in Tomatensauce
530	290	180	285	29	1,0	58	·	0,05	0,15	6,5	+	Lachs in Dosen
505	395	330	430	52	2,7	60	1,7	0,05	0,30	6,5	+	Ölsardinen (nur feste Teile)
360	345	7	295	28	1,2	370	·	0,05	0,05	11,0	+	Thunfisch in Öl (feste und flüssige Teile)
350	290	75	210	·	2,0	18	1,2	+	0,05	2,0	·	Krabben in Dosen
·	·	·	·	·	·	·	·	·	·	·	·	Fischstäbchen, TK

Lebensmittel	Energiegehalt in 100 g eßbarem Anteil	Abfall	Der eßbare Teil von 100 g eingekaufter Ware enthält:									
			Protein	**Fett**	Gesättigte Fettsäuren	Mehrfach ungesätt. Fetts.	Cholesterol	P/S-Quotient	**Kohlenhydrate**	**Energie**		Resorbierte Energiemenge
	kcal	%	g	g	g	g	mg		g	kJ	kcal	%
Eier												
Hühnerei	167	12	11	10	3,5	2,0	410	0,57	1	615	147	96
Hühnerei, St. ca. 57 g	95	12	7	6	2,0	1,2	270	0,60	+	350	84	96
Hühnereidotter (Flüssigeigelb)	377	0	16	32	11,0	6,4	1400	0,58	+	1575	377	95
Hühnereiklar (Flüssigeiweiß)	55	0	11	+	+	+	0	+	1	230	55	97
Hühnervollei, getrocknet (Trockenvollei)	613	0	46	42	14,7	8,4	1740	0,57	2	2565	613	96
Milch und Milcherzeugnisse												
Kuhmilch, 3,5% Fett (Vollmilch)	66	0	3,5	3,5	2,1	0,1	12	0,05	5	275	66	95
Kuhmilch (Roh-, Vorzugsmilch)	70	0	3,5	4	2,4	0,1	12	0,04	5	295	70	96
Teilentrahmte (fettarme) Milch	45	0	4	1,5	1,1	+	7	·	5	190	45	97
Entrahmte Milch (Magermilch)	35	0	4	+	·	·	+	·	5	145	35	97
Buttermilch	36	0	4	1	0,6	+	+	·	4	150	36	97
Kondensmilch, ungez. (7,5% Fett)	137	0	7	7,5	4,9	0,2	25	0,04	10	575	137	97
Kondensmilch (10% Fett)	181	0	9	10	6,1	0,3	33	0,05	13	760	181	97

Der eßbare Teil von 100 g eingekaufter Ware enthält:

Natrium mg	Kalium mg	Calcium mg	Phosphor mg	Magnesium mg	Eisen mg	A µg	E mg	B_1 mg	B_2 mg	Niacin mg	C mg	Lebensmittel
Mineralstoffe						Vitamine						
												Eier
125	·130	50	190	11	1,8	265	0,9	0,10	0,25	0,1	+	Hühnerei
70	75	30	110	11	1,0	150	·	0,05	0,15	0,05	+	Hühnerei, St. ca. 57 g
50	140	140	590	16	7,2	1490	3,0	0,30	0,40	0,1	+	Hühnereidotter (Flüssigeigelb)
170	155	11	20	12	0,2	+	·	0,02	0,30	0,1	0,3	Hühnereiklar (Flüssigeiweiß)
·	·	190	755	46	8,8	·	5,5	0,45	1,40	0,2	+	Hühnervollei, getrocknet (Trockenvollei)
												Milch und Milcherzeugnisse
50	160	120	90	12	0,1	31	0,1	0,04	0,20	0,1	2,0	Kuhmilch, 3,5% Fett (Vollmilch)
50	160	120	90	12	0,1	33	0,1	0,04	0,20	0,1	2,0	Kuhmilch (Roh-, Vorzugsmilch)
50	140	120	90	12	0,1	14	·	0,05	0,15	·	·	Teilentrahmte (fettarme) Milch
55	150	125	95	14	0,1	·	+	0,05	0,15	·	·	Entrahmte Milch (Magermilch)
55	145	110	90	16	0,1	9	0,1	0,03	0,15	0,1	0,6	Buttermilch
100	320	240	190	27	0,1	54	0,2	0,07	0,35	0,2	2,1	Kondensmilch, ungez. (7,5% Fett)
130	420	315	245	35	0,1	72	0,2	0,10	0,50	0,3	2,7	Kondensmilch (10% Fett)

Lebensmittel	Energiegehalt in 100 g eßbarem Anteil	Abfall	Der eßbare Teil von 100 g eingekaufter Ware enthält:									
			Protein	Fett	Gesättigte Fettsäuren	Mehrfach ungesätt. Fetts.	Cholesterol	P/S-Quotient	Kohlenhydrate	Energie		Resorbierte Energiemenge
	kcal	%	g	g	g	g	mg		g	kJ	kcal	%
Kondensmilch „Leichte 4"	109	0	7,6	4	·	·	·	·	11	455	109	·
Kondensmilch (entrahmt)	86	0	9	+	·	·	·	·	12	360	86	97
Trockenvollmilch (Pulver)	500	0	25	26	15,0	1,0	·	0,07	38	2090	500	96
Trockenmagermilch (Magermilchpulver)	370	0	35	1	0,6	+	+	·	52	1550	370	93
Kakaotrunk	59	0	3,5	0,5	·	·	·	·	10	245	59	·
Schlagsahne mit 30% Fett	302	0	2	30	18,0	0,9	102	0,05	3	1265	302	95
Sahne (Rahm)	127	0	3	10	6,1	0,3	34	0,05	4	530	127	95
Kefir	63	0	3,2	3,5	·	·	·	·	4,6	265	63	·
Vollmilch-Joghurt	74	0	5	4	2,4	0,1	10	0,04	5	310	74	96
Joghurt mit Früchten, 3,5% Fett	101	0	3,5	3	·	·	·	·	15	425	101	·
Joghurt aus entr. Milch	40	0	5	+	+	+	+	·	5	165	40	96
Joghurt mit Früchten, fettarm	83	0	3,5	1	·	·	·	·	15	345	83	·
Schokoladenpudding, verzehrfertig	134	0	3,5	4	·	·	·	·	21	560	134	·
Vanillepudding verzehrfertig	121	0	3,5	3,5	·	·	·	·	19	505	121	·
Eiscreme	205	0	4	12	7,3	0,4	40	0,05	20	860	205	97
Hartkäse, vollfett (45% Fett i. Tr.)	396	6	25	28	17,0	0,8	95	0,05	3	1555	372	95
Hartkäse, dreiviertelfett (30% Fett i. Tr.)	300	7	27	16	9,8	0,5	50	0,05	3	1170	279	95

Der eßbare Teil von 100 g eingekaufter Ware enthält:												
Mineralstoffe						Vitamine						Lebensmittel
Natrium mg	Kalium mg	Calcium mg	Phosphor mg	Magnesium mg	Eisen mg	A µg	E mg	B_1 mg	B_2 mg	Niacin mg	C mg	
·	·	·	·	·	·	·	·	·	·	·	·	Kondensmilch „Leichte 4“
150	·	150	200	·	·	4	·	0,10	0,40	·	·	Kondensmilch (entrahmt)
370	1160	920	710	110	0,7	260	0,8	0,25	1,30	0,7	2,0	Trockenvollmilch (Pulver)
560	1580	1300	1000	110	0,8	12	+	0,35	2,20	1,1	2,0	Trockenmagermilch (Magermilchpulver)
·	·	·	·	22	·	·	0,1	·	·	·	·	Kakaotrunk
40	80	75	65	10	·	275	0,8	0,03	0,15	0,1	1,0	Schlagsahne mit 30% Fett
·	130	110	80	11	0,1	74	·	0,05	0,15	0,1	·	Sahne (Rahm)
·	·	·	·	·	·	·	·	·	·	·	·	Kefir
60	190	150	135	12	0,2	32	0,1	0,05	0,25	0,2	2,0	Vollmilch-Joghurt
·	·	·	·	12	·	·	·	·	·	·	·	Joghurt mit Früchten, 3,5% Fett
·	160	120	90	14	·	1	+	·	·	·	·	Joghurt aus entr. Milch
·	·	120	90	11	·	14	+	·	·	·	·	Joghurt mit Früchten, fettarm
·	·	·	·	·	·	·	·	·	·	·	·	Schokoladenpudding, verzehrfertig
·	·	·	·	·	·	·	·	·	·	·	·	Vanillepudding, verzehrfertig
100	100	135	115	13	0,1	130	0,7	0,05	0,25	0,1	+	Eiscreme
650	95	830	510	27	0,6	325	0,4	0,05	0,35	0,2	+	Hartkäse, vollfett (45% Fett i. Tr.)
870	85	790	555	·	0,6	145	0,2	0,05	0,35	0,1	+	Hartkäse, dreiviertelfett (30% Fett i. Tr.)

Lebensmittel	Energiegehalt in 100 g eßbarem Anteil kcal	Abfall %	Der eßbare Teil von 100 g eingekaufter Ware enthält: **Protein** g	**Fett** g	Gesättigte Fettsäuren g	Mehrfach ungesätt. Fetts. g	Cholesterol mg	P/S-Quotient	**Kohlenhydrate** g	**Energie** kJ	**Energie** kcal	Resorbierte Energiemenge %
Parmesankäse	395	5	34	25	15,0	0,5	65	0,03	·	1575	376	·
Weichkäse, halbfett												
(20% Fett i. Tr.)	195	0	26	9	5,5	0,3	31	0,05	1	815	195	95
Edamer Käse, fett												
(40% Fett i. Tr.)	339	7	24	22	13,0	0,7	75	0,05	3	1320	316	98
Doppelrahmfrischkäse												
(60% Fett i. Tr.)	355	0	15	31	18,9	0,9	105	0,05	2	1485	355	95
Camembert (45% Fett i. Tr.)	300	0	19	21	12,8	0,6	70	0,05	2	1255	300	96
Schmelzkäse (45% Fett i. Tr.)	305	0	14	24	14,6	0,7	80	0,05	6	1275	305	96
Schmelzkäse, halbfett	209	0	25	9	5,5	0,3	30	0,05	1	875	209	96
Magerkäse												
unter 10% Fett i. Tr.	127	0	27	+	+	+	7	·	4	530	127	97
Speisequark, mager	57	0	13	+	+	+	+	·	2	260	62	97
Speisequark (20% Fett i. Tr.)	115	0	13	5	2,4	0,1	14	0,04	4	490	116	97
Sahnequark (40% Fett i. Tr.)	166	0	11	11	6,7	0,3	37	0,04	4	685	164	95

Öle und Fette (pflanzliche und tierische)

Butter, Deutsche Marken-												
Molkerei-, Kochbutter	775	0	1	83	50,6	2,5	240	0,05	+	3240	775	95
Halbfettmargarine	398	0	6	40	·	·	0	·	+	1665	398	95
Halbflüssige Fritier-												
und Bratfette	910	0	+	99	22,0	30,0	0	1,36	+	3810	910	95
Kokosfett	925	0	0,8	99	·	·	·	·	+	3870	925	95
Maiskeimöl	930	0	·	100	12,4	40,5	+	3,27	·	3890	930	95
Margarine	761	0	1	80	14,4	24,8	0	1,72	+	3180	761	95

Der eßbare Teil von 100 g eingekaufter Ware enthält:

Natrium mg	Kalium mg	Calcium mg	Phosphor mg	Magnesium mg	Eisen mg	A µg	E mg	B_1 mg	B_2 mg	Niacin mg	C mg	Lebensmittel
Mineralstoffe						**Vitamine**						
670	125	1225	810	42	1,0	320	·	0,02	0,59	0,2	·	Parmesankäse
1250	115	500	270	39	0,4	40	·	0,05	·	·	+	Weichkäse, halbfett (20% Fett i. Tr.)
685	70	710	425	30	0,7	230	0,3	0,05	0,35	0,1	+	Edamer Käse, fett (40% Fett i. Tr.)
340	110	65	190	7	·	325	0,7	0,05	0,30	(0,1)	+	Doppelrahmfrischkäse (60% Fett i. Tr.)
1150	110	380	185	17	0,5	360	0,5	0,05	0,45	1,5	+	Camembert (45% Fett i. Tr.)
1260	65	545	945	24	1,0	300	·	0,05	0,40	0,2	·	Schmelzkäse (45% Fett i. Tr.)
1280	35	600	·	·	1,0	150	·	+	0,50	0,2	·	Schmelzkäse, halbfett
·	·	200	245	13	1,0	30	·	0,05	0,05	+	1,0	Magerkäse, unter 10% Fett i. Tr.
35	95	120	160	12	0,5	2	+	0,05	0,30	0,1	1,0	Speisequark, mager
35	125	75	200	11	0,4	44	0,1	0,05	0,30	0,1	·	Speisequark (20% Fett i. Tr.)
30	105	70	200	10	0,3	99	0,3	0,05	0,20	0,1	·	Sahnequark (40% Fett i. Tr.)
Öle und Fette (pflanzliche und tierische)												
5	15	13	20	3	0,1	650	2,2	0,01	0,02	0,03	+	Butter, Deutsche Marken-Molkerei-, Kochbutter
·	·	·	·	1	·	·	24,0	·	·	·	·	Halbfettmargarine
·	·	·	·	·	·	·	·	·	·	·	·	Halbflüssige Fritier- und Bratfette
2	2	2	1	·	·	+	5,4	·	·	·	·	Kokosfett
1	1	15	·	·	1,3	35	84,0	·	·	·	·	Maiskeimöl
75	7	10	10	1	0,1	590[1])	20,2	+	+	+	+	Margarine

[1]) Vitamin-A-Werte je nach Höhe der Vitaminierung

Lebensmittel	Energiegehalt in 100 g eßbarem Anteil kcal	Abfall %	Der eßbare Teil von 100 g eingekaufter Ware enthält: Protein g	Fett g	Gesättigte Fettsäuren g	Mehrfach ungesätt. Fetts. g	Cholesterol mg	P/S-Quotient	Kohlenhydrate g	Energie kJ	Energie kcal	Resorbierte Energiemenge %
Mayonnaise (80% Fett)	764	0	2	80	11,2	48,8	142	4,36	3	3200	764	95
Olivenöl	927	0	+	100	19,0	8,0	0	0,42	+	3880	927	95
Remoulade	490	0	1	50	.	.	.	.	9	2050	490	95
Rindertalg	920	0	1	97	47,2	4,3	100	0,09	+	3850	920	95
Salat-Dressing	237	0	2	21	.	.	.	.	10	990	237	95
Salatmayonnaise	509	0	1	52	7,3	31,7	81	4,34	5	2130	509	95
Schweineschmalz	947	0	+	100	38,0	10,0	90	0,26	+	3960	947	95
Sonnenblumenöl	928	0	+	100[1])	11,0	64,0	0	5,82	+	3885	928	95

Getreideerzeugnisse

Lebensmittel	kcal	%	Protein g	Fett g	Gesättigte Fettsäuren g	Mehrfach ungesätt. Fetts. g	Cholesterol mg	P/S-Quotient	Kohlenhydrate g	kJ	kcal	%
Vollreis	371	0	7	2	.	.	.	.	75	1550	371	96
Reis, poliert	368	0	7	1	.	.	.	.	79	1540	368	98
Gerstengraupen	371	0	10	1	.	.	.	.	74	1550	371	92
Haferflocken	402	0	14	7	1,0	4,2	0	4,20	66	1680	402	94
Weizengrieß	370	0	10	1	.	.	.	.	75	1550	370	97
Corn-flakes	388	0	8	1	.	.	.	.	83	1625	388	97
Leinsamen, geschrotet	420	0	19	31	1,9	22,0	.	11,58	13	1760	420	.
Mais-Korn	375	0	9	4	0,6	1,8	.	3,00	71	1570	375	77
Müsli (Früchtemüsli)	371	0	11	6	.	.	.	.	68	1550	371	94
Eierteigwaren (Nudeln, Makk., Spaghetti u. ä.)	390	0	13	3	1,0	0,6	140	0,60	72	1630	390	96
Weizenmehl, Type 1050	370	0	12	2	.	.	.	.	71	1550	370	92
Weizenmehl, Type 550	370	0	11	1	.	.	.	.	74	1550	370	96
Weizenmehl, Type 405	368	0	11	1	.	.	.	.	74	1540	368	97
Weizenkeime	400	0	27	9	.	5	.	.	46	1675	400	87

[1]) 55 g Linolsäure

Natrium mg	Kalium mg	Calcium mg	Phosphor mg	Magnesium mg	Eisen mg	A µg	E mg	B_1 mg	B_2 mg	Niacin mg	C mg	Lebensmittel
Mineralstoffe						Vitamine						
360	20	19	60	23	1,0	3	58,0	0,05	0,10	0,2	6	Mayonnaise (80% Fett)
1	1	·	·	·	·	(20)	13,7	·	·	·	·	Olivenöl
·	·	·	·	·	·	·	·	·	·	·	·	Remoulade
10	6	+	7	·	0,3	250	1,3	+	+	+	1	Rindertalg
·	·	·	·	1	·	·	30,0	·	·	·	·	Salat-Dressing
400	40	35	90	·	0,8	·	47,5	·	·	·	·	Salatmayonnaise
1	1	·	·	·	·	+	2,2	+	+	+	+	Schweineschmalz
·	1	·	·	1	·	4	67,0	·	·	·	·	Sonnenblumenöl
												Getreideerzeugnisse
10	150	25	325	157	2,6	+	4,5	0,40	0,10	5,0	+	Vollreis
6	105	6	120	64	0,6	+	0,4	0,05	0,03	1,5	+	Reis, poliert
5	190	14	190	·	(2,0)	·	0,2	0,10	0,10	3,1	+	Gerstengraupen
3	360	65	405	139	3,6	·	3,7	0,40	0,15	1,0	·	Haferflocken
1	110	17	85	173	1,0	·	1,8	0,10	0,05	1,5	·	Weizengrieß
915	140	13	60	14	2,0	+	0,4	·	0,05	1,4	+	Corn-flakes
+	590	260	+	·	·	75	·	0,41	0,96	4,9	·	Leinsamen, geschrotet
6	330	15	260	18	1,5	60	5,8	0,36	0,20	1,5	·	Mais-Korn
50	435	55	290	·	3,0	10	·	0,36	0,15	2,2	48	Müsli (Früchtemüsli)
7	155	20	195	67	2,1	60	0,3	0,20	0,10	2,0	·	Eierteigwaren (Nudeln, Makk., Spaghetti u. ä.)
2	205	14	230	53	2,8	+	3,7	0,45	·	·	·	Weizenmehl, Type 1050
3	125	16	95	10	1,1	20	2,0	0,10	0,10	0,5	·	Weizenmehl, Type 550
2	110	15	90	·	1,0	10	2,3	0,06	0,03	0,5	·	Weizenmehl, Type 405
5	840	70	1100	250	8,1	160	27,6	2,00	0,72	4,5	·	Weizenkeime

Der eßbare Teil von 100 g eingekaufter Ware enthält (see table header).

Lebensmittel	Energiegehalt in 100 g eßbarem Anteil	Abfall	Der eßbare Teil von 100 g eingekaufter Ware enthält:									
			Protein	**Fett**	Gesättigte Fettsäuren	Mehrfach ungesätt. Fetts.	Cholesterol	P/S-Quotient	**Kohlenhydrate**	**Energie**		Resorbierte Energiemenge
	kcal	%	g	g	g	g	mg		g	kJ	kcal	%
Weizenkleie	361	0	16	5	·	·	·	·	51	1385	330	52
Roggenmehl, Type 1150	356	0	9	·	·	·	·	·	75	1490	356	92
Maisstärkemehl	367	0	+	·	·	·	·	·	87	1535	367	99
Roggenvollkornbrot	239	0	7	1	·	·	·	·	46	1000	239	88
Roggenbrot	253	0	6	1	·	·	·	·	51	1060	253	88
Pumpernickel	247	0	6	1	·	·	·	·	49	1035	247	89
Leinsamenbrot	280	0	8	4	·	·	·	·	47	1170	280	·
Brötchen (Semmeln)	278	0	7	1	+	+	0	·	58	1165	278	97
Grahambrot	250	0	8	1	·	0,4	·	·	48	1045	250	53
Mischbrot												
(Roggen-Weizen)	252	0	7	1	·	·	·	·	52	1055	252	94
Weizenvollkornbrot	241	0	8	1	·	·	·	·	47	1010	241	88
Weizen-Toastbrot	297	0	10	2	·	·	·	·	65	1240	297	·
Knäckebrot	380	0	10	1	·	·	·	·	77	1590	380	89
Zwieback, eifrei	403	0	10	4	·	·	·	·	76	1685	403	96
Biskuit	441	0	9	5	2,0	0,1	280	0,05	82	1845	441	95
Kuchen i. D.	314	0	7	13	·	·	·	·	39	1315	314	95
Blätterteig	413	0	5	30	·	·	·	·	32	1730	413	·
Puddingpulver	366	0	5	2	·	·	·	·	80	1530	366	94
Paniermehl	352	0	13	1	·	·	·	·	72	1470	352	94
Käsegebäck	570	0	10	38	·	·	·	·	46	2390	570	·
Kräcker	250	0	4	8	·	·	·	·	40	1070	250	·
Bierhefe, getrocknet	344	0	48	1	·	·	·	·	36	1440	344	80
Bäckerhefe, gepreßt	102	0	17	1	·	·	·	·	7	425	102	81

Der eßbare Teil von 100 g eingekaufter Ware enthält:												
Mineralstoffe						Vitamine						**Lebensmittel**
Natrium mg	Kalium mg	Calcium mg	Phosphor mg	Magnesium mg	Eisen mg	A µg	E mg	B_1 mg	B_2 mg	Niacin mg	C mg	
2	1400	45	1240	590	3,6	4	9,1	0,65	0,51	18,0	·	Weizenkleie
1	295	20	235	67	2,4	+	·	0,20	0,10	1,2	·	Roggenmehl, Type 1150
·	7	+	30	·	0,5	+	·	+	0,01	+	+	Maisstärkemehl
425	290	45	220	35	3,3	50	2,4	0,20	0,15	0,5	·	Roggenvollkornbrot
220	100	20	135	35	1,9	+	0,2	0,15	0,10	1,0	·	Roggenbrot
370	340	55	145	80	·	·	·	0,05	·	·	·	Pumpernickel
·	·	·	·	·	·	·	·	·	·	·	·	Leinsamenbrot
485	115	25	110	30	0,6	+	0,4	0,10	0,05	1,0	+	Brötchen (Semmeln)
370	210	45	180	42	1,6	·	·	0,21	0,11	2,5	·	Grahambrot
300	410	20	145	122	1,5	·	·	0,15	0,10	1,5	·	Mischbrot (Roggen-Weizen)
430	·	95	265	92	2,0	·	·	0,25	0,15	3,3	+	Weizenvollkornbrot
640	130	110	100	·	2,2	·	·	0,17	0,04	1,8	·	Weizen-Toastbrot
460	435	55	320	68	4,7	+	4,0	0,20	0,20	1,0	+	Knäckebrot
265	160	40	120	16	1,5	·	2,5	·	·	1,5	·	Zwieback, eifrei
50	145	30	·	·	·	·	2,3	·	·	·	·	Biskuit
·	·	80	100	·	1,0	50	·	0,15	0,10	0,5	1	Kuchen i. D.
·	·	·	·	·	·	·	·	·	·	·	·	Blätterteig
·	·	115	90	·	+	17	·	0,05	0,15	+	+	Puddingpulver
·	·	·	·	·	·	·	·	·	·	·	·	Paniermehl
·	·	·	·	·	·	·	·	·	·	·	·	Käsegebäck
·	·	·	·	·	·	·	·	·	·	·	·	Kräcker
·	1410	·	1900	·	17,6	·	·	12,00	3,75	44,8	+	Bierhefe, getrocknet
35	650	28	605	·	4,9	·	0,1	1,45	2,30	17,4	·	Bäckerhefe, gepreßt

Lebensmittel	Energiegehalt in 100 g eßbarem Anteil	Abfall	Der eßbare Teil von 100 g eingekaufter Ware enthält:							Energie		Resorbierte Energiemenge
			Protein	Fett	Gesättigte Fettsäuren	Mehrfach ungesätt. Fetts.	Cholesterol	P/S-Quotient	Kohlenhydrate			
	kcal	%	g	g	g	g	mg		g	kJ	kcal	%
Kartoffeln												
Kartoffeln mit Schalen	85	20	2	+	·	·	·	·	15	285	68	94
Kartoffeln ohne Schalen	85	0	2	+	·	·	·	·	19	355	85	94
Trockenkartoffeln[1])	370	0	7	1	·	·	·	·	82	1550	370	95
Bratkartoffeln, Trockenprod.	350	0	9	1	·	·	·	·	75	1465	350	·
Kartoffelpuffer, Trockenprod.	340	0	5	+	·	·	·	·	78	1420	340	·
Kartoffelpuffer, verzehrfertig	247	0	3,5	15,5	·	·	·	·	23	1035	247	·
Kartoffelsalat, Trockenprod. (inkl. 2 Eßlöffel Öl)	570	0	10	25	·	·	·	·	73	2385	570	·
Pommes frites (erhitzte)	270	0	4	12	·	·	·	·	34	1130	270	94
Kartoffel-Chips	568	0	5	40	·	·	·	·	50	2375	568	·
Kartoffelknödelmehl[2])	335	0	5	+	·	·	·	·	77	1400	335	95
Rohe Klöße, verzehrfertig	106	0	1	+	·	·	·	·	24	445	106	·
Gekochte Klöße, verzehrfertig	117	0	1	·	·	·	·	·	27	490	117	·
Semmelknödel, verzehrfertig	144	0	6	2	·	·	·	·	26	600	144	·
Kartoffelpüree (trocken)[3])	365	0	8	1	·	·	·	·	79	1530	365	95
Kartoffelstärkemehl	361	0	1	+	·	·	·	·	83	1510	361	96
Hülsenfrüchte												
Bohnen, weiße	352	1	21	2	·	·	·	·	57	1460	349	91
Erbsen, gelbe, geschält	370	3	22	1	·	·	·	·	59	1500	359	91
Linsen	354	0	24	1	·	·	·	·	56	1480	354	91
Sojabohnen (im Glas)	75	0	7	3	·	·	·	·	6	315	75	·

[1]) je 100 g verzehrfertige Zubereitung (ca. 20 g Trockenprodukt) = 75 kcal (310 kJ) [2]) je 100 g verzehrfertige Zubereitung (ca. 30 g Trockenprodukt) entspricht zumindest 1 Knödel = 100 kcal (420 kJ) [3]) je 100 g verzehrfertige Zubereitung (ca. 15 g Trockenprodukt) = 55 kcal (210 kJ), mit 30 g Milch = 75 kcal (310 kJ)

Der eßbare Teil von 100 g eingekaufter Ware enthält:

Natrium mg	Kalium mg	Calcium mg	Phosphor mg	Magnesium mg	Eisen mg	A µg	E mg	B_1 mg	B_2 mg	Niacin mg	C mg	Lebensmittel
Mineralstoffe						Vitamine						
												Kartoffeln
15	350	10	45	20	0,7	4	0,1	0,10	0,05	1,0	12	Kartoffeln mit Schalen
20	445	13	60	25	0,9	5	·	0,10	0,05	1,0	15	Kartoffeln ohne Schalen
·	·	25	105	·	3,7	40	·	0,25	0,10	5,0	26	Trockenkartoffeln[1])
·	·	·	·	·	·	·	0,2	·	·	·	·	Bratkartoffeln, Trockenprod.
1700	800	25	200	·	1,5	·	·	·	·	·	·	Kartoffelpuffer, Trockenprod.
·	·	·	·	·	·	·	·	·	·	·	·	Kartoffelpuffer, verzehrfertig
·	·	·	·	·	·	·	·	·	·	·	·	Kartoffelsalat, Trockenprod. (inkl. 2 Eßlöffel Öl)
12	1020	9	85	43	1,8	0	7,3	0,15	0,02	2,6	21	Pommes frites (erhitzte)
450	1000	40	140	64	1,8	·	0,4	0,21	0,70	4,8	16	Kartoffel-Chips
1190	750	·	110	·	+	·	·	·	·	·	·	Kartoffelknödelmehl[2])
·	·	·	·	·	·	·	·	·	·	·	·	Rohe Klöße, verzehrfertig
·	·	·	·	·	·	·	·	·	·	·	·	Gekochte Klöße, verzehrfertig
·	·	·	·	·	·	·	·	·	·	·	·	Semmelknödel, verzehrfertig
210	1150	30	230	69	2,2	·	·	·	·	·	·	Kartoffelpüree (trocken)[1])
8	15	35	5	5	1,8	+	·	+	+	+	+	Kartoffelstärkemehl
												Hülsenfrüchte
2	1300	105	425	131	6,0	65	2,3	0,45	0,15	2,0	3	Bohnen, weiße
30	915	45	290	115	5,0	20	4,9	0,70	0,20	3,0	1	Erbsen, gelbe, geschält
4	810	75	410	77	6,9	20	1,3	0,45	0,25	2,0	·	Linsen
4	1440	55	100	205	2,9	·	·	0,09	0,09	·	8	Sojabohnen (im Glas)

Lebensmittel	Energiegehalt in 100 g eßbarem Anteil kcal	Abfall %	Der eßbare Teil von 100 g eingekaufter Ware enthält: Protein g	Fett g	Gesättigte Fettsäuren g	Mehrfach ungesätt. Fetts. g	Cholesterol mg	P/S-Quotient	Kohlenhydrate g	Energie kJ	Energie kcal	Resorbierte Energiemenge %
Sojabohnenkeime	75	0	6	1	.	.	.	.	5	250	60	.
Sojamehl, vollfett (Sojaflocken)	469	0	37	21	.	.	.	.	26	1960	469	87

Süßwaren, Zucker

Lebensmittel	Energiegehalt in 100 g eßbarem Anteil kcal	Abfall %	Protein g	Fett g	Gesättigte Fettsäuren g	Mehrfach ungesätt. Fetts. g	Cholesterol mg	P/S-Quotient	Kohlenhydrate g	Energie kJ	Energie kcal	Resorbierte Energiemenge %
Bienenhonig i. D.	305	0	+	.	.	.	.	.	81	1275	305	98
Bonbons i. D.	390	0	1	.	.	.	.	.	94	1630	390	97
Diabetikermarmelade	210	0	.	.	.	.	.	.	52	880	210	.
Fondant	348	0	0	0	.	.	.	.	88	1450	348	.
Fruchtbonbons	360	0	.	.	.	.	.	.	100	1500	360	.
Fruchtgummi	350	0	10	.	.	.	.	.	80	1400	350	.
Halbbitterschokolade	507	0	5	30	1,1	.	.	.	54	2130	507	.
Kakaopulver, schwach entölt	472	0	20	25	.	.	.	.	38	1975	472	62
Karamelle, ungefüllt	400	0	.	.	.	.	.	.	100	1700	400	.
Kokosflocken	444	0	2	18	.	0,7	0	.	69	1865	444	.
Lakritze	250	0	+	+	.	.	.	.	60	1000	250	.
Marmelade i. D.	261	0	+	.	.	.	.	.	66	1090	261	97
Marzipan	495	0	8	25	.	.	.	.	57	2070	495	.
Milchkaramellen	393	0	3	5	.	0,1	.	.	84	1650	393	.
Mokkabohnen	533	0	7	33	.	.	.	.	47	2225	533	.
Negerkuß	400	0	+	11	.	.	.	.	74	1710	400	.
Nougat	500	0	5	24	.	3,1	.	.	66	2100	500	.
Nuß-Nougat-Creme	550	0	7	31	.	4,5	.	.	54	2250	540	.
Popcorn, süß	400	0	13	5	.	.	.	.	78	1700	400	.
Pralinen i. D.	457	0	5	16	.	.	.	.	70	1910	457	97
Salmiakpastillen	300	0	.	.	.	.	.	.	70	1150	300	.

Der eßbare Teil von 100 g eingekaufter Ware enthält:												
Mineralstoffe						Vitamine						**Lebensmittel**
Natrium mg	Kalium mg	Calcium mg	Phosphor mg	Magnesium mg	Eisen mg	A µg	E mg	B_1 mg	B_2 mg	Niacin mg	C mg	
·	·	48	67	·	1,0	80	0,1	0,23	0,20	0,8	13	Sojabohnenkeime
4	1870	195	555	247	12,1	15	21,0	0,75	0,30	2,0	+	Sojamehl, vollfett (Sojaflocken)
												Süßwaren, Zucker
7	45	5	20	6	1,3	+	·	+	0,05	0,1	2	Bienenhonig i. D.
·	·	·	·	·	·	·	·	·	·	·	·	Bonbons
·	·	·	·	·	·	·	·	·	·	·	·	Diabetikermarmelade
17	2	3	0	3	0	0	·	0	0	0	0	Fondant
·	·	·	·	·	·	·	·	·	·	·	·	Fruchtbonbons
·	·	·	·	·	·	·	·	·	·	·	·	Fruchtgummi
15	450	60	220	290	3,0	·	·	0,08	0,08	0,7	0	Halbbitterschokolade
35	1920	115	650	414	11,5	8	3,2	0,10	0,10	1,9	·	Kakaopulver, schwach entölt
·	·	·	·	·	·	·	·	·	·	·	·	Karamelle, ungefüllt
18	195	10	50	·	1,2	·	·	0,03	+	0,2	2	Kokosflocken
·	·	·	·	·	·	·	·	·	·	·	·	Lakritze
10	15	10	15	4	·	·	·	+	+	+	8	Marmelade i. D.
5	209	120	220	120	2,0	·	9,1	0,10	0,45	1,4	2	Marzipan
·	·	·	·	·	·	·	·	·	·	·	·	Milchkaramelle
·	·	·	·	·	·	·	·	·	·	·	·	Mokkabohnen
·	·	·	·	·	·	·	·	·	·	·	·	Negerkuß
3	155	75	125	·	3,0	0	·	0,12	0,06	0,4	1	Nougat
36	440	130	·	76	3,4	·	14,4	0,03	0,24	·	7	Nuß-Nougat-Creme
·	·	·	·	·	·	·	·	·	·	·	·	Popcorn, süß
·	400	·	·	·	·	·	·	·	·	·	·	Pralinen i. D.
·	·	·	·	·	·	·	·	·	·	·	·	Salmiakpastillen

Lebensmittel	Energiegehalt in 100 g eßbarem Anteil	Abfall	Der eßbare Teil von 100 g eingekaufter Ware enthält:									
			Protein	**Fett**	Gesättigte Fettsäuren	Mehrfach ungesätt. Fetts.	Cholesterol	P/S-Quotient	**Kohlenhydrate**	**Energie**		Resorbierte Energiemenge
	kcal	%	g	g	g	g	mg		g	kJ	kcal	%
Vollmilchschokolade	563	0	9	33	.	.	.	.	55	2355	563	87
Weinbrandbohnen o. Kruste	335	0	+	25	.	.	.	.	25	1400	335	.
Weinbrandkirschen	350	0	+	18	.	.	.	.	45	1465	350	.
Zucker	394	0	.	.	.	.	.	.	100	1650	394	98

Gemüse

Artischocke	45	52	1	+	.	.	.	.	5	98	23	84
Aubergine	25	17	1	+	.	.	.	.	4	90	21	84
Avocado	204	25	2	15	.	.	.	.	4	640	153	89
Blumenkohl	28	38	2	+	.	.	.	.	2	70	17	80
Bohnen, grün (Schnittbohnen)	33	6	2	+	.	.	.	.	5	130	31	81
Broccoli	33	39	2	+	.	.	.	.	.	85	20	80
Chicorée	16	11	1	+	.	.	.	.	2	60	14	82
Chinakohl	16	21	1	0,3	.	.	.	.	2	55	13	75
Dicke Bohnen	55	60	3	+	.	.	.	.	2	90	22	.
Endivie	17	23	1	+	.	.	.	.	2	55	13	77
Erbsen, grün	93	60	3	+	.	.	.	.	6	155	37	90
Feldsalat (Rapunzel)	22	23	2	+	.	.	.	.	2	70	17	82
Fenchelknolle	50	7	2	+	.	.	.	.	8	195	47	.
Grünkohl (Braunkohl)	46	49	2	1	.	.	.	.	3	95	23	79
Gurke, ungeschält	10	26	+	+	.	.	.	.	1	30	7	81
Kohlrabi	26	32	1	+	.	.	.	.	3	75	18	87
Kohlrübe	35	17	1	+	.	.	.	.	6	120	29	94
Kopfsalat	15	32	1	+	.	.	.	.	1	40	10	81

Der eßbare Teil von 100 g eingekaufter Ware enthält:

Mineralstoffe						Vitamine						Lebensmittel
Natrium mg	Kalium mg	Calcium mg	Phosphor mg	Magnesium mg	Eisen mg	A µg	E mg	B_1 mg	B_2 mg	Niacin mg	C mg	
60	420	215	240	104	3,1	25	2,9	0,10	0,40	0,5	+	Vollmilchschokolade
·	·	·	·	·	·	·	·	·	·	·	·	Weinbrandbohnen o. Kruste
·	·	·	·	·	·	·	·	·	·	·	·	Weinbrandkirschen
+	2	1	+	·	0,3	·	·	·	·	·	·	Zucker
												Gemüse
22	185	25	55	13	0,7	16	0,1	0,05	0,02	0,2	4	Artischocke
4	195	10	20	9	0,5	3	+	0,04	0,04	0,5	4	Aubergine
3	415	8	30	22	0,5	35	2,3	0,07	0,13	1,0	10	Avocado
10	205	13	35	11	0,4	4	0,1	0,05	0,05	0,4	43	Blumenkohl
2	245	45	35	24	0,7	50	0,3	0,05	0,15	0,5	18	Bohnen, grün (Schnittbohnen)
8	280	65	50	11	0,8	190	0,4	0,06	0,13	0,6	70	Broccoli
4	170	25	25	12	0,7	190	·	0,05	0,05	0,2	9	Chicorée
5	160	30	30	9	0,5	6	0,1	0,03	0,04	0,4	28	Chinakohl
·	·	150	460	·	10,0	17	·	0,25	0,25	·	20	Dicke Bohnen
40	265	40	40	8	1,1	145	·	0,05	0,10	0,3	7	Endivie
1	120	10	50	13	0,8	35	1,2	0,10	0,05	1,0	10	Erbsen, grün
3	325	27	38	13	1,5	500	·	0,05	0,06	0,3	27	Feldsalat (Rapunzel)
80	460	100	50	·	2,5	730	5,6	0,21	0,10	0,2	87	Fenchelknolle
20	250	110	45	16	1,0	460	·	0,05	0,15	1,0	54	Grünkohl (Braunkohl)
6	105	11	15	6	0,4	21	0,2	0,01	0,02	0,2	1	Gurke, ungeschält
7	265	50	35	28	0,6	30	·	0,05	0,03	1,2	36	Kohlrabi
8	190	40	25	9	0,4	14	·	0,05	0,05	0,7	27	Kohlrübe
5	150	15	25	8	0,4	90	0,3	0,05	0,05	0,3	7	Kopfsalat

Lebensmittel	Energiegehalt in 100 g eßbarem Anteil	Abfall	Der eßbare Teil von 100 g eingekaufter Ware enthält:									
			Protein	**Fett**	Gesättigte Fettsäuren	Mehrfach ungesätt. Fetts.	Cholesterol	P/S-Quotient	**Kohlenhydrate**	**Energie**		Resorbierte Energiemenge
	kcal	%	g	g	g	g	mg		g	kJ	kcal	%
Kürbis	28	30	1	+	·	·	·	·	4	85	20	86
Lauch	38	42	1	+	·	·	·	·	4	90	22	79
Maiskolben	374	64	3	1	·	·	·	·	19	525	125	·
Maronen	240	19	3	1	·	·	·	·	42	810	194	·
Meerrettich	76	47	2	+	·	·	·	·	8	165	40	93
Möhren												
(Karotten, Mohrrüben)	35	17	1	+	·	·	·	·	6	120	29	93
Paprikafrucht, -schote	28	23	1	+	·	·	·	·	4	90	22	82
Radieschen	19	37	1	+	·	·	·	·	2	50	12	92
Rettich	20	24	1	+	·	·	·	·	3	65	15	94
Rhabarber	18	22	0,5	+	·	·	·	·	3	60	14	84
Rosenkohl	52	22	4	1	·	·	·	·	6	170	40	79
Rote Bete	37	22	1	+	·	·	·	·	6	120	29	92
Rotkohl (Blaukraut)	27	22	1	+	·	·	·	·	4	90	21	82
Schwarzwurzel	74	44	1	+	·	·	·	·	9	170	41	95
Sellerie (Knolle)	38	27	1	+	·	·	·	·	5	115	28	92
Spargel	20	26	1	+	·	·	·	·	2	65	15	88
Spinat	21	15	2	+	·	·	·	·	2	75	18	81
Tomate	19	4	1	+	·	·	·	·	3	75	18	89
Weißkohl (Weißkraut)	25	22	1	+	·	·	·	·	3	80	19	81
Wirsingkohl	33	28	2	+	·	·	·	·	3	100	24	79
Zwiebel	45	8	1	+	·	·	·	·	9	175	42	94
Petersilie, Blatt	61	40	3	+	·	·	·	·	6	155	37	80
Schnittlauch	55	0	4	1	·	·	·	·	8	230	55	82
Erbsen, grün (in Dosen)	66	0	4	+	·	·	·	·	11	275	66	92
Grüne Bohnen (in Dosen)	23	0	1	+	·	·	·	·	4	95	23	83

Der eßbare Teil von 100 g eingekaufter Ware enthält:												
Mineralstoffe						Vitamine						**Lebensmittel**
Natrium mg	Kalium mg	Calcium mg	Phosphor mg	Magnesium mg	Eisen mg	A µg	E mg	B_1 mg	B_2 mg	Niacin mg	C mg	
1	270	15	30	6	0,6	230	1,0	0,05	0,05	0,4	6	Kürbis
3	130	50	25	10	0,6	20	1,2	0,05	0,05	0,3	17	Lauch
·	·	·	·	30	·	·	·	·	·	·	·	Maiskolben
·	·	27	90	·	1,8	90	0,5	0,22	0,22	0,6	·	Maronen
5	295	55	35	18	0,7	2	·	0,05	0,05	0,3	60	Meerrettich
												Möhren
35	235	30	25	15	0,6	1120	0,6	0,05	0,05	1,0	5	(Karotten, Mohrrüben)
1	165	9	20	9	0,6	230	0,5	0,05	0,05	0,3	107	Paprikafrucht, -schote
10	160	20	15	5	0,9	3	·	0,02	0,02	0,2	18	Radieschen
15	245	25	20	11	0,6	1	0	0,05	0,02	0,3	22	Rettich
2	210	40	20	10	0,4	9	0,2	0,02	0,02	0,2	8	Rhabarber
6	325	24	65	17	0,9	63	0,9	0,10	0,14	0,5	81	Rosenkohl
65	260	25	35	1	0,7	2	·	0,02	0,03	0,2	8	Rote Bete
3	205	25	25	14	0,4	4	·	0,05	0,05	0,4	39	Rotkohl (Blaukraut)
3	180	30	40	13	1,9	2	+	0,05	0,02	0,2	2	Schwarzwurzel
55	235	50	60	7	0,4	2	1,9	0,05	0,05	0,7	6	Sellerie (Knolle)
3	155	16	35	15	0,7	4	2,1	0,10	0,10	0,5	16	Spargel
50	540	85	35	49	5,2	600	2,1	0,05	0,20	0,5	37	Spinat
6	285	13	25	19	0,5	130	0,5	0,05	0,03	0,5	23	Tomate
10	175	35	20	18	0,4	6	+	0,05	0,03	0,3	36	Weißkohl (Weißkraut)
7	205	35	40	9	·	5	1,8	0,05	0,05	0,2	32	Wirsingkohl
8	160	30	40	8	0,5	5	0,2	0,03	0,03	0,2	8	Zwiebel
20	600	145	75	25	4,8	730	1,1	0,10	0,20	0,8	100	Petersilie, Blatt
3	435	130	75	44	1,9	50	·	0,15	0,15	0,6	47	Schnittlauch
145	135	20	65	27	1,8	70	2,6	0,12	0,06	0,8	9	Erbsen, grün (in Dosen)
275	150	34	24	200	1,3	33	0,1	0,07	0,04	0,3	4	Grüne Bohnen (in Dosen)

Lebensmittel	Energiegehalt in 100 g eßbarem Anteil kcal	Abfall %	Der eßbare Teil von 100 g eingekaufter Ware enthält: Protein g	Fett g	Gesättigte Fettsäuren g	Mehrfach ungesätt. Fetts. g	Cholesterol mg	P/S-Quotient	Kohlenhydrate g	Energie kJ	Energie kcal	Resorbierte Energiemenge %
Maiskörner (in Dosen)	66	0	2	+	·	·	·	·	16	275	66	·
Möhren (in Dosen)	30	0	1	·	·	·	·	·	6	125	30	94
Gemüsekonserven i.D.	36	0	2	+	·	·	·	·	6	150	36	92
Sauerkraut	26	0	2	+	·	·	·	·	4	110	26	77
Essiggurken	17	0	1	+	·	·	·	·	3	70	17	82
Mixed Pickles	18	0	1	+	·	·	·	·	4	75	18	82
Silberzwiebeln	16	0	0,5	·	·	·	·	·	4	65	16	82
Tomatenketchup	107	0	2	+	·	·	·	·	24	450	107	96
Tomatenmark	50	0	2	+	·	·	·	·	9	210	50	89
Champignon	24	9	3	+	·	·	·	·	3	90	22	72
Pfifferling (Rehling)	23	39	1	+	·	·	·	·	2	60	14	89
Steinpilz	34	20	2	+	·	·	·	·	4	115	27	91
Steinpilz, getrocknet	283	0	20	3	·	·	·	·	44	1185	283	89
Grüne Bohnen, getrocknet	328	0	21	1	·	·	·	·	56	1370	328	80
Karotten, getrocknet	328	0	7	2	·	·	·	·	68	1370	328	84
Kohl, getrocknet	355	0	14	2	·	·	·	·	69	1485	355	82
Zwiebeln, getrocknet	338	0	11	1	·	·	·	·	69	1415	338	83
Gemüsesaft	24	0	1	·	·	·	·	·	6	100	24	·
Karottensaft	27	0	1	·	·	·	·	·	6	115	27	85
Tomatensaft	20	0	1	+	·	·	·	·	4	85	20	90

Nüsse

Lebensmittel	Energiegehalt in 100 g eßbarem Anteil kcal	Abfall %	Protein g	Fett g	Gesättigte Fettsäuren g	Mehrfach ungesätt. Fetts. g	Cholesterol mg	P/S-Quotient	Kohlenhydrate g	Energie kJ	Energie kcal	Resorbierte Energiemenge %
Erdnüsse												
geröstet u. geschält	650	0	26	49	7,5	15,0	0	2,00	18	2720	650	89
Haselnüsse o. Sch.	690	0	14	62	9,9	19,8	0	2,00	13	2890	690	89

Der eßbare Teil von 100 g eingekaufter Ware enthält:

Mineralstoffe						Vitamine						Lebensmittel
Natrium mg	Kalium mg	Calcium mg	Phosphor mg	Magnesium mg	Eisen mg	A µg	E mg	B_1 mg	B_2 mg	Niacin mg	C mg	
236	97	4	48	45	0,4	30	·	0,03	0,05	1,2	5	Maiskörner (in Dosen)
61	140	24	22	5	0,7	1213	·	0,02	0,02	0,3	3	Möhren (in Dosen)
300	250	25	40	·	1,3	53	·	0,10	0,05	0,6	9	Gemüsekonseren i. D.
355	290	50	45	·	0,6	3	·	0,05	0,05	0,2	20	Sauerkraut
960	·	30	30	·	1,6	·	·	+	0,02	·	·	Essiggurken
·	·	·	5	·	·	·	·	·	·	·	·	Mixed Pickles
·	·	·	·	·	·	·	·	·	·	·	·	Silberzwiebeln
1300	800	12	18	19	0,8	105	·	0,07	0,07	1,1	11	Tomatenketchup
590	1160	60	35	66	1,0	210	·	0,10	0,06	1,5	9	Tomatenmark
6	440	8	105	13	1,7	+	0,1	0,10	0,40	5,5	5	Champignon
2	310	5	25	9	4,0	+	+	0,01	0,15	4,0	2	Pfifferling (Rehling)
5	390	7	90	10	0,8	+	0,5	0,03	0,30	3,9	3	Steinpilz
15	2000	35	640	·	8,4	·	0,2	·	·	·	·	Steinpilz, getrocknet
570	1770	195	420	·	7,0	250	0,5	0,50	0,40	3,4	24	Grüne Bohnen, getrocknet
495	2640	255	105	73	4,7	15550	·	0,35	0,30	3,4	19	Karotten, getrocknet
·	·	375	275	·	4,7	55	·	0,40	0,35	2,5	189	Kohl, getrocknet
105	1040	160	245	106	3,3	45	·	0,25	0,20	1,1	42	Zwiebeln, getrocknet
·	·	·	·	·	·	·	·	·	·	·	·	Gemüsesaft
52	220	27	30	·	0,6	435	·	·	·	·	4	Karottensaft
5	235	15	15	10	0,6	90	0,7	0,06	0,03	0,7	15	Tomatensaft

Nüsse

												Erdnüsse
6	780	65	410	182	2,3	·	16,4	0,25	0,14	14,3	·	geröstet u. geschält
2	635	225	330	156	3,8	2	11,8	0,40	0,20	1,4	3	Haselnüsse o. Sch.

Lebensmittel	Energiegehalt in 100 g eßbarem Anteil	Abfall	Der eßbare Teil von 100 g eingekaufter Ware enthält: Protein	Fett	Gesättigte Fettsäuren	Mehrfach ungesätt. Fetts.	Cholesterol	P/S-Quotient	Kohlenhydrate	Energie		Resorbierte Energiemenge
	kcal	%	g	g	g	g	mg		g	kJ	kcal	%
Kokosnuß o. Sch.	399	0	4	37	·	·	·	·	10	1670	399	91
Mandeln o. Sch.	651	0	18	54	4,9	11,3	0	2,31	16	2725	651	89
Walnüsse o. Sch.	705	0	15	63	3,8	19,5	0	5,13	14	2950	705	90
Obst				Fruchtsäure								
Apfel	54	8	0,3	1	·	·	·	·	12	210	50	89
Birne	59	7	0,5	+	·	·	·	·	13	230	55	89
Aprikose	54	9	0,8	1	·	·	·	·	11	205	49	89
Kirsche, süß	65	12	0,7	1	·	·	·	·	13	240	57	89
Pfirsich	46	8	0,7	1	·	·	·	·	10	175	42	91
Pflaume (Zwetschge)	62	6	0,6	1	·	·	·	·	14	245	58	89
Brombeeren	48	0	1,2	1	·	·	·	·	9	200	48	90
Erdbeeren	37	3	0,8	1	·	·	·	·	7	150	36	89
Heidelbeeren	62	3	0,6	1	·	·	·	·	13	250	60	90
Himbeeren	40	0	1,3	1	·	·	·	·	8	165	40	90
Johannisbeeren, rot	45	2	1,1	2	·	·	·	·	9	185	44	91
Johannisbeeren, schwarz	57	2	1,3	3	·	·	·	·	12	235	56	89
Preiselbeeren	46	6	0,3	2	·	·	·	·	9	180	43	91
Stachelbeeren	44	2	0,8	·	·	·	·	·	9	180	43	89
Weintrauben	73	4	0,7	·	·	·	·	·	16	295	70	90
Ananas	56	46	0,3	·	·	·	·	·	7	125	30	91
Apfelsine (Orange)	54	28	0,7	1	·	·	·	·	9	165	39	89

Der eßbare Teil von 100 g eingekaufter Ware enthält:												
Mineralstoffe						Vitamine						Lebensmittel
Natrium mg	Kalium mg	Calcium mg	Phosphor mg	Magnesium mg	Eisen mg	A µg	E mg	B_1 mg	B_2 mg	Niacin mg	C mg	
35	·	20	95	28	2,3	·	0,6	0,06	0,01	0,4	2	Kokosnuß o. Sch.
·	835	250	455	129	4,1	20	13,3	0,20	0,60	4,2	1	Mandeln o. Sch.
4	545	70	430	129	2,1	4	10,6	0,35	0,10	1,0	15	Walnüsse o. Sch.
												Obst
3	130	7	10	6	0,4	10	0,5	0,03	0,03	0,3	11[1])	Apfel
2	115	16	20	7	0,3	15	0,4	0,05	0,03	0,2	5	Birne
2	250	15	20	8	0,6	250	0,5	0,04	0,05	0,7	9	Aprikose
2	200	14	20	10	0,4	45	0,2	0,03	0,03	0,2	9	Kirsche, süß
3	200	5	30	9	1,2	70	0,6	0,05	0,05	0,7	10	Pfirsich
2	210	13	15	9	0,4	33	0,8	0,07	0,04	0,4	5	Pflaume (Zwetschge)
3	190	30	30	30	0,9	45	0,6	0,03	0,05	0,4	17	Brombeeren
2	140	25	30	19	0,9	8	0,2	0,03	0,05	0,5	62	Erdbeeren
1	65	10	10	2	0,7	20	·	0,02	0,02	0,4	21	Heidelbeeren
·	170	40	45	19	1,0	7	1,4	0,02	0,05	0,3	25	Himbeeren
1	230	30	25	19	0,9	6	0,2	0,04	0,03	0,2	35	Johannisbeeren, rot
2	300	45	40	19	1,3	23	1,0	0,05	0,04	0,3	170	Johannisbeeren, schwarz
2	65	13	10	5	0,5	4	·	0,01	0,02	·	12	Preiselbeeren
2	200	30	30	15	0,6	34	1,0	0,02	0,02	0,2	34	Stachelbeeren
2	255	20	25	9	0,5	5	·	0,05	0,03	0,2	4	Weintrauben
1	95	9	5	9	0,2	5	0,1	0,04	0,02	0,1	11	Ananas
2	130	30	15	10	0,4	11	0,2	0,06	0,03	0,2	36	Apfelsine (Orange)

[1]) Schwankungen von Sorte zu Sorte

Lebensmittel	Energiegehalt in 100 g eßbarem Anteil kcal	Abfall %	Der eßbare Teil von 100 g eingekaufter Ware enthält: Protein g	Fruchtsäure g	Gesättigte Fettsäuren g	Mehrfach ungesätt. Fetts. g	Cholesterol mg	P/S-Quotient	Kohlenhydrate g	Energie kJ	Energie kcal	Resorbierte Energiemenge %
Azerola	34	19	0,3	+	.	.	.	.	7	115	28	92
Banane	99	33	0,8	+	.	.	.	.	16	275	66	90
Clementine	46	28	0,6	1	.	.	.	.	8	140	33	.
Granatapfel	63	44	0,3	1	.	.	.	.	9	145	35	.
Grapefruit	32	34	0,5	4	.	.	.	.	7	90	21	96
Guave	62	3	0,8	1	.	.	.	.	15	250	60	.
Honigmelone	33	37	0,5	1	.	.	.	.	5	90	21	.
Kaki	77	13	0,6	1	.	.	.	.	17	280	66	.
Kiwi	66	15	0,8	1	.	.	.	.	12	235	56	.
Mandarine	47	32	0,5	1	.	.	.	.	8	135	32	90
Mango	66	33	0,5	1	.	.	.	.	11	185	44	.
Nektarine	64	8	0,6	.	.	.	.	.	16	245	59	.
Papaya	39	28	0,4	1	.	.	.	.	8	120	28	.
Passionsfrucht	90	39	1,3	1	.	.	.	.	13	230	55	.
Satsuma	46	28	0,6	1	.	.	.	.	8	140	33	.
Tangerine	46	26	0,6	1	.	.	.	.	9	140	34	.
Wassermelone	25	55	0,3	1	.	.	.	.	3	50	12	92
Zitrone	28	36	0,5	3	.	.	.	.	5	75	18	95

Trockenobst/Obstkonserven

Trockenobst i. D.	276	0	2,7	+	.	.	.	.	64	1155	276	90
Apfel	279	0	1,4	4	.	.	.	.	65	1170	279	90
Aprikose	306	0	5,0	2	.	.	.	.	70	1280	306	90
Feige	272	1	3,5	1	.	.	.	.	61	1125	269	90
Pflaume (Zwetschge)	293	15	1,9	2	.	.	.	.	59	1040	249	90

Der eßbare Teil von 100 g eingekaufter Ware enthält:

Mineralstoffe						Vitamine						Lebensmittel
Natrium mg	Kalium mg	Calcium mg	Phosphor mg	Magnesium mg	Eisen mg	A µg	E mg	B_1 mg	B_2 mg	Niacin mg	C mg	
4	35	10	10	·	0,2	8	·	0,02	0,05	0,3	1370	Azerola
1	260	6	20	24	0,4	25	0,3	0,03	0,04	0,4	8	Banane
1	90	30	15	7	0,3	30	·	0,04	0,01	0,1	36	Clementine
2	145	2	4	·	0,2	+	·	0,02	0,02	0,2	2	Granatapfel
1	120	13	9	7	0,2	2	0,2	0,05	0,02	0,2	30	Grapefruit
4	280	20	40	12	0,9	81	·	0,05	0,05	1,1	243	Guave
8	170	10	10	·	0,2	8	·	0,03	0,02	0,4	14	Honigmelone
5	150	5	21	1	0,3	225	·	0,03	0,02	0,1	9	Kaki
·	260	30	25	21	0,7	50	·	0,01	0,04	0,4	93	Kiwi
1	115	25	15	7	0,3	34	·	0,04	0,02	0,1	20	Mandarine
5	125	7	9	12	0,3	960	0,7	0,04	0,04	0,7	23	Mango
6	270	4	20	·	0,5	455	·	·	·	·	12	Nektarine
20	165	14	12	29	0,2	375	·	0,03	0,03	0,2	40	Papaya
20	210	8	39	·	0,9	130	·	+	0,08	0,9	19	Passionsfrucht
1	90	30	13	·	0,3	30	·	0,04	0,01	0,1	22	Satsuma
2	95	30	15	·	0,3	93	·	0,04	0,01	0,1	23	Tangerine
1	70	4	5	1	0,2	54	·	0,02	0,02	0,1	3	Wassermelone
2	95	7	10	18	0,3	2	0,5	0,03	0,01	0,1	34	Zitrone
												Trockenobst/Obstkonserven
55	860	45	90	37	3,5	210	·	0,10	0,10	1,5	9	Trockenobst i. D.
100	620	30	50	·	1,2	·	·	0,10	0,10	0,8	12	Apfel
10[1])	1370	80	115	50	4,5	760	·	·	·	3,2	11	Aprikose
40	840	190	105	69	3,3	9	·	0,10	0,10	1,1	·	Feige
7	700	35	60	23	2,0	95	·	0,15	0,10	1,5	3	Pflaume (Zwetschge)

[1]) Unbehandelt, beim behandelten Produkt beträgt der Natriumwert 20 mg

Lebensmittel	Energiegehalt in 100 g eßbarem Anteil kcal	Abfall %	Der eßbare Teil von 100 g eingekaufter Ware enthält: Protein g	Fruchtsäure g	Gesättigte Fettsäuren g	Mehrfach ungesätt. Fetts. g	Cholesterol mg	P/S-Quotient	Kohlenhydrate g	Energie kJ	Energie kcal	Resorbierte Energiemenge %
Rosinen	271	0	2,3	1	.	.	.	.	64	1135	271	90
Obstkonserven i.D.	84	0	0,5	+	.	.	.	.	20	350	84	90
Apfelkompott	79	0	0,2	+	.	.	.	.	19	330	79	90
Fertiggerichte				**Fett**								
Gefüllte Paprikaschoten	99	0	4	5	.	.	.	.	11	420	99	.
Hühnerfrikassee	106	0	9	5	.	.	.	.	6	445	106	.
Kohlrouladen	73	0	4	4	.	.	.	.	7	310	73	.
Miracoli	301	0	11	3	1,4	0,4	101	0,29	52	1260	301	.
Ragout fin	176	0	9	12	.	.	.	.	7	735	176	.
Ravioli mit Tomatensauce	94	0	4	3	.	.	.	.	14	395	94	.
Rindsrouladen	143	0	11	9	.	.	.	.	5	595	143	.
Ungarisches Gulasch	130	0	12	7	.	.	.	.	4	530	130	.
Tiefgefrorene Fertiggerichte												
Baguettes Champignon	240	0	6	14	.	.	.	.	22	1010	240	.
Baguettes Pizza	272	0	9	16	.	.	.	.	23	1150	272	.
Baguettes Zwiebel	268	0	8	16	.	.	.	.	22	1135	268	.
Bihunsuppe	134	0	5	7	.	.	.	.	8	570	134	.
Fischsuppe	152	0	10	10	.	.	.	.	5	640	152	.
Fleisch-Plätzli	150	0	6	6	.	.	.	.	17	630	150	.
Frühlingsrolle	133	0	9	3	.	.	.	.	18	565	133	.
Gemüsepfanne	80	0	3	4	.	.	.	.	8	335	80	.
Lasagne	160	0	8	4	.	.	.	.	22	665	160	.

Der eßbare Teil von 100 g eingekaufter Ware enthält:												
Mineralstoffe						Vitamine						**Lebensmittel**
Natrium mg	Kalium mg	Calcium mg	Phosphor mg	Magnesium mg	Eisen mg	A µg	E mg	B_1 mg	B_2 mg	Niacin mg	C mg	
145	630	30	·	15	2,7	5	0,7	0,10	0,05	0,5	1	Rosinen
5	·	10	15	·	0,8	67	·	0,03	0,02	0,3	10	Obstkonserven i. D.
1	115	5	7	4	0,3	6	0,2	+	0,02	+	2	Apfelkompott
												Fertiggerichte
·	·	·	·	·	·	·	·	·	·	·	·	Gefüllte Paprikaschoten
·	·	·	·	·	·	·	·	·	·	·	·	Hühnerfrikassee
·	·	·	·	·	·	·	·	·	·	·	·	Kohlrouladen
167	374	82	181	·	1,8	103	·	0,16	0,11	1,7	2	Miracoli
·	·	·	·	·	·	·	·	·	·	·	·	Ragout fin
·	·	·	·	·	·	·	·	·	·	·	·	Ravioli mit Tomatensauce
·	·	·	·	·	·	·	·	·	·	·	·	Rindsrouladen
·	·	·	·	·	·	·	·	·	·	·	·	Ungarisches Gulasch
												Tiefgefrorene Fertiggerichte
·	·	·	·	·	·	·	·	·	·	·	·	Baguettes Champignons
·	·	·	·	·	·	·	·	·	·	·	·	Baguettes Pizza
·	·	·	·	·	·	·	·	·	·	·	·	Baguettes Zwiebel
·	·	·	·	·	·	·	·	·	·	·	·	Bihunsuppe
·	·	·	·	·	·	·	·	·	·	·	·	Fischsuppe
·	·	·	·	·	·	·	·	·	·	·	·	Fleisch-Plätzli
·	·	·	·	·	·	·	·	·	·	·	·	Frühlingsrolle
·	·	·	·	·	·	·	·	·	·	·	·	Gemüsepfanne
·	·	·	·	·	·	·	·	·	·	·	·	Lasagne

Lebensmittel	Energiegehalt in 100 g eßbarem Anteil kcal	Abfall %	Der eßbare Teil von 100 g eingekaufter Ware enthält: Protein g	Fett g	Gesättigte Fettsäuren g	Mehrfach ungesätt. Fetts. g	Cholesterol mg	P/S-Quotient	Kohlenhydrate g	Energie kJ	Energie kcal	Resorbierte Energiemenge %
Nasi Goreng	170	0	5	8	.	.	.	.	18	705	170	.
Rahmspinat	72	0	4	4	.	.	.	.	5	300	72	.
Schlemmer-Filet á la Bordelaise	138	0	14	8	.	.	.	.	4	580	138	.
Pizza Bella Napoli	187	0	10	7	.	.	.	.	22	785	187	.
Pizza Bolognese	207	0	9	10	.	.	.	.	21	875	207	.
Pizza Champignon	172	0	10	6	.	.	.	.	19	730	172	.
Pizza Crossa Venetiana	233	0	10	11	.	.	.	.	24	985	233	.
Pizza Grandiosa	193	0	12	9	.	.	.	.	17	815	193	.
Pizza Magherita	172	0	10	6	.	.	.	.	19	735	172	.
Pizza Salami	242	0	8	13	.	.	.	.	23	1025	242	.

Suppen- und Eintopfgerichte

Klare Suppen mit Einlagen	350	0	12	6	.	.	.	.	59	1465	350[1])	.
Gebundene Suppen mit Getreideerzeugnissen	385	0	10	10	.	.	.	.	61	1610	385[2])	.
Gebundene Suppen mit Hülsenfrüchten	395	0	19	11	.	.	.	.	52	1650	395[3])	.
Tomatensuppe, verzehrfertig	45	0	2	1	.	.	.	.	7	190	45	.
Erbsen-Eintopf mit Speck[4])	74	0	4	1	.	.	.	.	12	315	74	.
Gemüse-Eintopf[4])	48	0	2	1	.	.	.	.	8	200	48	.
Kartoffel-Eintopf mit Speck[4])	52	0	2	1	.	.	.	.	9	225	52	.
Linsen-Eintopf mit Speck[4])	92	0	6	1	.	.	.	.	14	390	92	.
Nudel-Eintopf mit Fleischklößchen[4])	62	0	3	1	.	.	.	.	10	265	62	.
Mexikanischer Bohnentopf	77	0	6	1	.	.	.	.	12	325	77	.

[1]) je Teller (250 ccm), etwa 18 g Substanz = 60 bis 65 kcal = 250 bis 270 kJ
[2]) je Teller (250 ccm), etwa 20 g Substanz = 75 bis 80 kcal = 315 bis 335 kJ
[3]) je Teller (250 ccm), etwa 22 g Substanz = 85 bis 90 kcal = 355 bis 375 kJ
[4]) je 100 g verzehrfertige Zubereitung

Der eßbare Teil von 100 g eingekaufter Ware enthält:

Natrium mg	Kalium mg	Calcium mg	Phosphor mg	Magnesium mg	Eisen mg	A µg	E mg	B_1 mg	B_2 mg	Niacin mg	C mg	Lebensmittel
Mineralstoffe						Vitamine						
.	.	.	.	.	.	.	.	.	.	.	.	Nasi Goreng
.	.	.	.	.	.	.	.	.	.	.	.	Rahmspinat
.	.	.	.	.	.	.	.	.	.	.	.	Schlemmer-Filet á la Bordelaise
.	.	.	.	.	.	.	.	.	.	.	.	Pizza Bella Napoli
.	.	.	.	.	.	.	.	.	.	.	.	Pizza Bolognese
.	.	.	.	.	.	.	.	.	.	.	.	Pizza Champignon
.	.	.	.	.	.	.	.	.	.	.	.	Pizza Crossa Venetiana
.	.	.	.	.	.	.	.	.	.	.	.	Pizza Grandiosa
.	.	.	.	.	.	.	.	.	.	.	.	Pizza Magherita
.	.	.	.	.	.	.	.	.	.	.	.	Pizza Salami

Suppen und Eintopfgerichte

Natrium mg	Kalium mg	Calcium mg	Phosphor mg	Magnesium mg	Eisen mg	A µg	E mg	B_1 mg	B_2 mg	Niacin mg	C mg	Lebensmittel
.	.	.	.	.	.	.	.	.	.	.	.	Klare Suppen mit Einlagen
.	.	.	.	.	.	.	.	.	.	.	.	Gebundene Suppen mit Getreideerzeugnissen
.	.	.	.	.	.	.	.	.	.	.	.	Gebundene Suppen mit Hülsenfrüchten
.	.	.	.	.	.	.	.	.	.	.	.	Tomatensuppe, verzehrfertig
.	.	.	.	.	.	.	.	.	.	.	.	Erbsen-Eintopf mit Speck
.	.	.	.	.	.	.	.	.	.	.	.	Gemüse-Eintopf
.	.	.	.	.	.	.	.	.	.	.	.	Kartoffel-Eintopf mit Speck
.	.	.	.	.	.	.	.	.	.	.	.	Linsen-Eintopf mit Speck
.	.	.	.	.	.	.	.	.	.	.	.	Nudel-Eintopf mit Fleischklößchen
.	.	.	.	.	.	.	.	.	.	.	.	Mexikanischer Bohneneintopf

Lebensmittel	Energiegehalt in 100 g eßbarem Anteil	Abfall	Der eßbare Teil von 100 g eingekaufter Ware enthält:									
			Protein	**Fett**	Gesättigte Fettsäuren	Mehrfach ungesätt. Fetts.	Cholesterol	P/S-Quotient	**Kohlenhydrate**	**Energie**		Resorbierte Energiemenge
	kcal	%	g	g	g	g	mg		g	kJ	kcal	%
Pichelsteiner Eintopf	63	0	4	3	.	.	.	.	5	265	63	.
Reistopf mit Huhn	81	0	2	5	.	.	.	.	6	345	81	.
5-Minuten-Terrine												
Erbseneintopf	72	0	4	2	.	.	.	.	10	300	72	.
Gemüse-Nudeltopf	62	0	3	1	.	.	.	.	10	260	62	.
Gemüsenudeln, ital. Art	64	0	3	1	.	.	.	.	11	270	64	.
Hühner-Nudeltopf	70	0	4	2	.	.	.	.	10	300	70	.
Nudeln mit Fleischklößchen	64	0	4	1	.	.	.	.	10	275	64	.
Nudeln in Paprikasauce	94	0	4	3	.	.	.	.	12	395	94	.
Nudeln in Rahmsauce	114	0	4	4	.	.	.	.	15	485	114	.
Nudeln in Tomatensauce	86	0	4	2	.	.	.	.	13	365	86	.
Reis in Champignonsauce	128	0	3	6	.	.	.	.	14	540	128	.
Spinatnudeln in heller Sauce	112	0	3	5	.	.	.	.	13	475	112	.
Soßen												
Tomatensoße, Trockenprodukt	393	0	9	13	.	.	.	.	60	1645	393	.
Tomatensoße, verzehrfertig	52	0	1	1	.	.	.	.	8	215	52	.
Helle Soße, Trockenprodukt	445	0	11	21	.	.	.	.	51	1860	445	.
Helle Soße, verzehrfertig	48	0	1	2	.	.	.	.	6	200	48	.
Rahmsoße, Trockenprodukt	532	0	11	37	.	.	.	.	40	2225	532	.

Der eßbare Teil von 100 g eingekaufter Ware enthält:

Lebensmittel	Mineralstoffe						Vitamine					
	Natrium mg	Kalium mg	Calcium mg	Phosphor mg	Magnesium mg	Eisen mg	A µg	E mg	B_1 mg	B_2 mg	Niacin mg	C mg
Pichelsteiner Eintopf	.	.	.	.	.	.	.	.	.	.	.	.
Reistopf mit Huhn	.	.	.	.	.	.	.	.	.	.	.	.
5-Minuten-Terrine												
Erbseneintopf	.	.	.	.	.	.	.	.	.	.	.	.
Gemüse-Nudeltopf	.	.	.	.	.	.	.	.	.	.	.	.
Gemüsenudeln, ital. Art	.	.	.	.	.	.	.	.	.	.	.	.
Hühner-Nudeltopf	.	.	.	.	.	.	.	.	.	.	.	.
Nudeln mit Fleischklößchen	.	.	.	.	.	.	.	.	.	.	.	.
Nudeln in Paprikasauce	.	.	.	.	.	.	.	.	.	.	.	.
Nudeln in Rahmsauce	.	.	.	.	.	.	.	.	.	.	.	.
Nudeln in Tomatensauce	.	.	.	.	.	.	.	.	.	.	.	.
Reis in Champignonsauce	.	.	.	.	.	.	.	.	.	.	.	.
Spinatnudeln mit heller Sauce	.	.	.	.	.	.	.	.	.	.	.	.
Soßen												
Tomatensoße, Trockenprodukt	.	.	.	.	.	.	.	.	.	.	.	.
Tomatensoße, verzehrfertig	.	.	.	.	.	.	.	.	.	.	.	.
Helle Soße, Trockenprodukt	.	.	.	.	.	.	.	.	.	.	.	.
Helle Soße, verzehrfertig	.	.	.	.	.	.	.	.	.	.	.	.
Rahmsoße,Trockenprodukt	.	.	.	.	.	.	.	.	.	.	.	.

Lebensmittel	Energiegehalt in 100 g eßbarem Anteil kcal	Abfall %	Der eßbare Teil von 100 g eingekaufter Ware enthält: **Protein** g	**Fruchtsäure** g	Gesättigte Fettsäuren g	Mehrfach ungesätt. Fetts. g	Cholesterol mg	P/S-Quotient	**Kohlenhydrate** g	**Energie** kJ	**Energie** kcal	Resorbierte Energiemenge %
Alkoholfreie Getränke												
Apfelsaft	46	0	+	1	.	.	.	.	12	190	46	91
Brombeersaft	35	0	.	2	.	.	.	.	8	145	35	96
Grapefruitsaft, ungezuckert	45	0	1	.	.	.	.	.	10	190	45	90
Himbeersaft, gezuckert	286	0	+	1	.	.	.	.	69	1200	286	98
Holundersaft	38	0	2,0	1	.	.	.	.	8	160	38	89
Johannisbeernektar, rot	50	0	0,4	1	.	.	.	.	12	210	50	90
Johannisbeernektar, schwarz	55	0	0,4	1	.	.	.	.	13	230	55	87
Orangensaft, ungezuckert	47	0	1	1	.	.	.	.	10	195	47	90
Sanddornbeerensaft	44	0	1	4	.	.	.	.	5	185	44	90
Traubensaft	74	0	+	+	.	.	.	.	18	310	74	90
Zitronensaft	24	0	+	6	.	.	.	.	8	100	24	97
Fruchtkaltschale	62	0	0,5	.	.	.	.	.	15	260	62	.
Cola-Getränke	44	0	.	.	.	.	.	.	11	185	44	.
Limonade	46	0	.	.	.	.	.	.	12	190	46	.
Alkoholhaltige Getränke				**Fett**	Alkohol	Extrakt						
Apfelwein	40	0	.	.	4,0	.	.	.	.	165	40	.
Eierlikör	170	0	3,8	.	13,4	7,4[3])	.	.	[2])	710	170	.
Malzbier, Malztrunk	52	0	0,6	.	1,1	10,4	.	.	[2])	220	52	.
Rotwein, deutsche Lage	77	0	.	.	8,5	2,6	.	.	0,1[1])	320	77	.
Trinkbranntwein i. D.	250	0	.	.	35,0	1,0	.	.	.	1045	250	.

[1]) Zuckerfreier Extrakt [2]) Kohlenhydrate sind im Extrakt enthalten [3]) Fett

Der eßbare Teil von 100 g eingekaufter Ware enthält:

Natrium mg	Kalium mg	Calcium mg	Phosphor mg	Magnesium mg	Eisen mg	A µg	E mg	B_1 mg	B_2 mg	Niacin mg	C mg	Lebensmittel
Mineralstoffe						Vitamine						
												Alkoholfreie Getränke
5	120	7	7	4	0,3	7	+	0,02	0,03	0,3	1[1]	Apfelsaft
·	125	40	70	·	0,5	85	·	0,05	·	+	5	Brombeersaft
1	150	9	13	8	0,6	1	·	0,03	0,02	0,2	36	Grapefruitsaft, ungezuckert
·	90	20	10	16	·	10	·	0,05	·	·	25	Himbeersaft, gezuckert
1	290	5	50	·	·	·	·	0,03	0,05	0,4	26	Holundersaft
+	110	7	7	·	0,3	4	·	+	+	·	6	Johannisbeernektar, rot
5	100	15	10	·	0,3	4	·	+	+	+	30	Johannisbeernektar, schwarz
1	160	11	15	12	0,2	12	0,2	0,10	0,03	0,3	54	Orangensaft, ungezuckert
6	210	9	·	·	·	·	·	·	·	·	266	Sanddornbeerensaft
·	165	13	15	9	1,7	·	·	0,05	·	·	2	Traubensaft
2	140	14	15	10	0,1	2	·	0,05	·	0,1	55	Zitronensaft
·	·	·	·	·	·	·	·	·	·	·	·	Fruchtkaltschale
6	1	4	15	1	·	·	·	·	·	·	·	Cola-Getränke
1	1	·	·	·	·	·	·	·	·	·	·	Limonade
												Alkoholhaltige Getränke
·	·	·	·	·	·	·	·	·	·	·	·	Apfelwein
·	·	·	·	·	·	·	·	·	·	·	·	Eierlikör
4	45	3	40	6	0,2	·	·	·	0,05	·	·	Malzbier, Malztrunk
4	95	7	10	8	0,9	·	·	0,05	0,05	0,2	·	Rotwein, deutsche Lage
·	·	·	·	·	·	·	·	·	·	·	·	Trinkbranntwein i. D.

[1]) Mit Ascorbinsäurezusatz beträgt der Vitamin-C-Gehalt 14 mg

Lebensmittel	Energiegehalt in 100 g eßbarem Anteil	Abfall	Der eßbare Teil von 100 g eingekaufter Ware enthält:									
			Protein	**Fett**	Alkohol	Extrakt	Cholesterol	P/S-Quotient	**Kohlenhydrate**	**Energie**		Resorbierte Energiemenge
	kcal	%	g	g	g	g	mg		g	kJ	kcal	%
Vollbier, dunkel	47	0	0,4	·	3,5	4,5	·	·	[2])	195	47	·
Vollbier, hell	47	0	0,5	·	3,8	4,5	·	·	[2])	195	47	·
Weinbrand i. D.	240	0	·	·	33,0	2,0	·	·	·	1005	240	·
Weißwein, deutsche Lage	70	0	·	·	7,6	2,3	·	·	0,1[1])	295	70	·
Wermuth, süß, 5 cl	85	0	·	·	7,0	·	·	·	7,0	355	85	·
Wermuth, trocken, 5 cl	60	0	·	·	6,0	·	·	·	5,0	250	60	·

[1]) Zuckerfreier Extrakt [2]) Kohlenhydrate sind im Extrakt enthalten

Der eßbare Teil von 100 g eingekaufter Ware enthält:												
Mineralstoffe						**Vitamine**						**Lebensmittel**
Natrium mg	Kalium mg	Calcium mg	Phosphor mg	Magnesium mg	Eisen mg	A µg	E mg	B_1 mg	B_2 mg	Niacin mg	C mg	
5	40	4	25	·	0,1	1	·	·	·	·	·	Vollbier, dunkel
5	40	4	30	7	0,1	·	·	+	0,05	0,7	·	Vollbier, hell
·	·	·	·	·	·	·	·	·	·	·	·	Weinbrand i. D.
2	80	10	15	10	0,6	·	·	+	+	+	·	Weißwein, deutsche Lage
·	·	·	·	·	·	·	·	·	·	·	·	Wermuth, süß, 5 cl
·	·	·	·	·	·	·	·	·	·	·	·	Wermuth, trocken, 5 cl

Purine

Das hauptsächlichste Endabbau- und Ausscheidungsprodukt der Purine ist Harnsäure. Der Mensch scheidet je Tag etwa 1 g Harnsäure aus. Bei Gicht werden harnsaure Salze insbesondere in den Gelenken der Extremitäten abgelagert. Zu hohe Purinkörperzufuhren sind zu vermeiden.

Der Puringehalt von Lebensmitteln kann in Purin-N, in Harnsäure-N sowie in Harnsäure angegeben werden. Dabei sind folgende Umrechnungsrelationen zu berücksichtigen:

Purin-N (mg) : Harnsäure-N (mg) = 1:0,8

Purin-N (mg) : Harnsäure (mg) = 1:2,4

Harnsäure-N (mg) : Harnsäure (mg) = 1:3,0

Beispiel:
Schweinefleisch, mittelfett enthält im eßbaren Anteil von 100 g eingekaufter Ware 39 mg Purin-N

Purin-N : Harnsäure-N = 1:0,8
39 mg Purin-N = 31,2 g Harnsäure-N

Purin-N × 2,4 = Harnsäuregehalt
39 mg Purin-N × 2,4 = 93,6 mg Harnsäure

Harnsäure-N : Harnsäure = 1:3
31,2 mg Harnsäure-N = 93,6 mg Harnsäure

Puringehalt in Lebensmitteln

Purin-N (mg) je 100 g eingekaufter Ware

Lebensmittel	Purin-N (mg)
Fleisch und Fleischwaren	
Schweinefleisch, mittelfett	39
Schweinekotelett	56
Rindfleisch, mittelfett	34
Hackfleisch (halb u. halb)	44
Kalbfleisch, mittelfett	54
Hammelfleisch, mittelfett	50
Kaninchenfleisch	30
Herz (Durchschnitt aus Rind und Kalb)	72
Hirn (Kalb)	40
Leber (Kalb)	105
Leber (Rind)	100
Leber (Schwein)	93
Lunge (Kalb)	53
Niere (Kalb)	70
Zunge (Rind)	41
Schinken, geräuchert, roh	21
Schinken, gekocht	44
Speck, fett	23
Speck, durchwachsen	26
Mettwurst (Braunschweiger Mettwurst)	44
Salami	48
Zervelatwurst	51
Bierschinken	61
Mortadella	55
Frankfurter Würstchen	55
Bratwurst	53
Sülzwurst	58

Lebensmittel	Purin-N (mg)
Leberwurst	51
Blutwurst	35
Corned beef, deutsch	36
Fleischkonserven (Rind)	50
Reh	32
Ente	48
Gans	63
Suppenhuhn	29
Putenfleisch ohne Knochen	55
Fische und Fischwaren	
Heilbutt	40
Hering (ganzer Fisch)	61
Lachs in Dosen	63
Karpfen	35
Aal, geräuchert	25
Ölsardinen (nur feste Teile)	233
Getreideerzeugnisse	
Weizengrieß	23
Eierteigwaren	26
Weizenmehl	23
Brötchen (Semmeln)	9
Knäckebrot	5
Alkoholhaltige Getränke	
Rotwein, deutsche Lage	0,4
Vollbier, hell	2,7
Weißwein, deutsche Lage	0,4

Nährstoffdichte

Die Nährstoffdichte wird hier auf den Brennwert von 1 MJ (1000 kJ) bezogen. Die Nährstoffdichte drückt das Verhältnis des Nährstoffgehaltes zum Energiegehalt eines Lebensmittels aus. Sie dient als Kriterium zur Beurteilung der Nahrungsqualität. Durch dieses Bezugssystem lassen sich die einzelnen Nährstoffe eines Lebensmittels, einer Mahlzeit, eines Tagesverbrauchs oder eines Tagesbedarfs in bezug auf den Brennwert objektiv vergleichen.

Beispiel für die Berechnung der Nährstoffdichte: In 100 g eingekaufter Margarine sind 20,2 mg Vitamin E enthalten. Der Energiegehalt beträgt 761 kcal bzw. 3180 kJ. Die Nährstoffdichte, bezogen auf Vitamin E, beträgt je MJ 6,4 mg.

Mit 3,18 MJ werden 20,2 mg Vitamin E geliefert. 1 MJ enthält $\frac{20,2}{3,18} = 6,4$ mg Vitamin E

Lebensmittel	Menge	Nährstoffdichte ausgewählter Lebensmittel[1]) (je MJ = 1000 kJ)												
				Mineralstoffe					Vitamine					
		Protein	Mehrfach ungesätt. Fetts.	Kalium	Calcium	Phosphor	Magnesium	Eisen	A	E	B_1	B_2	Niacin	C
	g	g	g	mg	mg	mg	mg	mg	µg	mg	mg	mg	mg	mg
Fleisch und Fleischwaren														
Schweinekotelett	115	16	2,8	290	10	140	22	1,6	·	0,7	0,76	0,17	4,1	·
Rindfleisch, mittelfett	100	15	0,5	275	8	125	21	2,4	10	0,4	0,05	0,15	4,0	·
Hackfleisch (halb + halb)	95	19	1,2	275	8	125	16	2,1	5	·	0,38	0,14	3,8	·
Leber (Schwein)	175	33	1,2	565	16	585	35	35,8	5720	0,7	0,52	5,13	25,2	36,5
Schinken, gekocht	85	17	1,7	225	9	135	20	2,1	+	·	0,44	0,22	3,1	+
Fleischwurst	75	8	2,2	145	7	120	10	1,8	·	·	0,15	0,18	1,8	·
Leberwurst	55	7	2,2	75	20	80	7	2,8	780	0,4	0,11	0,49	1,9	·
Brathähnchen	220	33	2,0	590	20	335	60	2,9	16	0,2	0,11	0,22	11,1	4,4
Fische und Fischwaren														
Hering (Filet)	110	19	4,4	340	40	270	24	1,2	43	·	0,05	0,27	4,3	0,5
Seelachs (Filet)	270	49	1,1	1015	40	810	62	2,7	30	·	0,27	0,95	10,8	·
Heringsfilet in Tomatensoße	110	16	·	385	55	165	67	2,1	265	3,4	0,07	0,20	2,9	1,1

[1]) Berechnungsgrundlage je 100 g eingekaufter Ware

Lebensmittel	Menge	Nährstoffdichte ausgewählter Lebensmittel[1]) (je MJ = 1000 kJ)												
				Mineralstoffe					Vitamine					
		Protein	Mehrfach ungesätt. Fetts.	Kalium	Calcium	Phosphor	Magnesium	Eisen	A	E	B_1	B_2	Niacin	C
	g	g	g	mg	mg	mg	mg	mg	µg	mg	mg	mg	mg	mg
Eier														
Hühnerei, St. ca. 57 g	285	20	3,4	215	85	315	31	2,9	430	·	0,14	0,43	0,1	+
Milch und Milcherzeugnisse														
Kuhmilch, 3,5 % Fett (Vollmilch)	365	13	0,4	580	435	325	44	0,4	120	0,4	0,15	0,73	0,4	7,3
Joghurt mit Früchten, 3,5 % Fett	235	8	·	·	·	·	28	·	·	·	·	·	·	·
Eiscreme	115	5	0,5	115	155	135	15	0,1	150	0,8	0,06	0,29	0,1	+
Hartkäse, vollfett (45 % Fett i. Tr.)	65	16	0,5	60	535	330	17	0,4	210	0,3	0,03	0,23	0,1	+
Speisequark, mager	415	50	+	395	500	665	50	2,1	10	+	0,21	1,25	0,4	4,2
Sahnequark (40 % Fett i. Tr.)	145	17	0,4	150	100	280	14	0,4	160	0,4	0,07	0,29	0,1	·
Öle und Fette														
Butter, Deutsche Marken-, Molkerei-, Kochbutter	30	+	0,8	5	4	6	1	+	200	0,7	+	0,01	0,01	+
Halbfettmargarine	60	4	·	·	·	·	·	·	·	14,4	·	·	·	·
Margarine	30	+	7,8	2	3	3	·	+	190[2])	6,4	+	+	+	+

[1]) Berechnungsgrundlage je 100 g eingekaufter Ware

[2]) Vitamin-A-Werte je nach Höhe der Vitaminierung

Lebensmittel	Menge	Nährstoffdichte ausgewählter Lebensmittel[1]) (je MJ = 1000 kJ)												
				Mineralstoffe					Vitamine					
		Protein	Mehrfach ungesätt. Fetts.	Kalium	Calcium	Phosphor	Ma-gnesium	Eisen	A	E	B_1	B_2	Niacin	C
	g	g	g	mg	mg	mg	mg	mg	µg	mg	mg	mg	mg	mg
Getreideerzeugnisse														
Reis, poliert	65	5	·	70	4	80	42	0,4	+	0,3	0,03	0,02	1,0	+
Haferflocken	60	8	2,5	215	40	240	83	2,1	·	2,2	0,24	0,09	0,6	·
Weizenmehl, Type 550	65	7	·	80	10	60	6	0,7	13	1,3	0,06	0,06	0,3	·
Brötchen (Semmeln)	85	6	+	100	20	95	26	0,5	+	0,3	0,09	0,04	0,9	+
Mischbrot (Roggen-Weizen)	95	7	·	390	19	135	116	1,4	·	·	0,14	0,09	1,4	·
Knäckebrot	65	6	·	275	35	200	43	0,3	+	2,5	0,13	0,13	0,6	+
Biskuit	55	5	0,1	80	16	·	·	·	·	1,2	·	·	·	·
Kuchen i. D.	75	5	·	·	60	75	·	0,8	38	·	0,11	0,08	0,4	0,8
Kartoffeln														
Kartoffeln mit Schalen	350	7	·	1230	35	160	70	2,5	14	0,4	0,35	0,18	3,5	42,1
Pommes frites (erhitzte)	90	4	·	·	8	75	38	1,6	0	6,5	0,13	0,02	2,3	18,6
Hülsenfrüchte														
Erbsen, gelbe, geschält	65	15	·	610	30	195	77	3,3	13	3,3	0,47	0,13	2,0	0,7
Linsen	70	16	·	545	50	275	52	4,7	14	0,9	0,30	0,17	1,4	·

[1]) Berechnungsgrundlage je 100 g eingekaufter Ware

Lebensmittel	Menge	Nährstoffdichte ausgewählter Lebensmittel[1]) (je MJ = 1000 kJ)												
				Mineralstoffe					Vitamine					
		Protein	Mehrfach ungesätt. Fetts.	Kalium	Calcium	Phosphor	Magnesium	Eisen	A	E	B_1	B_2	Niacin	C
	g	g	g	mg	mg	mg	mg	mg	µg	mg	mg	mg	mg	mg
Süßwaren, Zucker														
Bonbons i. D.	60	1	·	·	·	·	·	·	·	·	·	·	·	·
Pralinen i. D.	50	3	·	210	·	·	·	·	·	·	·	·	·	·
Schokolade (Vollmilch)	40	4	·	180	90	100	44	1,3	11	1,2	0,04	0,17	0,2	+
Zucker	60	·	·	1	1	+	·	0,2	·	·	·		·	·
Gemüse														
Endivie	1820	18	·	4820	725	725	145	20,0	2640	·	0,91	1,82	5,5	127,3
Erbsen, grün	645	19	·	775	65	325	84	5,2	230	7,7	0,65	0,32	6,5	64,5
Kopfsalat	2500	25	·	3750	375	625	200	10,0	2250	7,5	1,25	1,25	7,5	175,0
Möhren (Karotten, Mohrrüben)	835	8	·	1960	250	210	125	5,0	9330	5,0	0,42	0,42	8,3	41,7
Spinat	1335	27	·	7200	1135	465	653	69,3	8000	28,0	0,67	2,67	6,7	493,3
Tomate	1335	13	·	3800	175	335	253	6,7	1730	6,7	0,67	0,40	6,7	306,7
Weißkohl (Weißkraut)	1250	13	·	2190	440	250	225	5,0	75	+	0,63	0,38	3,8	450,0
Zwiebel	570	6	·	915	170	230	46	2,9	29	1,1	0,17	0,17	1,1	45,7
Sauerkraut	910	18	·	2635	455	410	·	5,5	27	·	0,45	0,45	1,8	181,8
Nüsse														
Erdnüsse, geröstet u. geschält	35	10	5,5	285	25	150	67	0,8	·	6,0	0,09	0,05	5,3	·

[1]) Berechnungsgrundlagen je 100 g eingekaufter Ware

Lebensmittel	Menge	Nährstoffdichte ausgewählter Lebensmittel[1]) (je MJ = 1000 kJ)												
				Mineralstoffe					Vitamine					
		Protein	Mehrfach ungesätt. Fetts.	Kalium	Calcium	Phosphor	Magnesium	Eisen	A	E	B_1	B_2	Niacin	C
	g	g	g	mg	mg	mg	mg	mg	µg	mg	mg	mg	mg	mg
Obst														
Apfel	475	1,4	·	620	35	50	29	1,9	48	2,4	0,14	0,14	1,4	52,4[2])
Birne	435	2,2	·	500	70	85	30	1,3	65	1,7	0,21	0,13	0,9	21,7
Kirschen, süß	415	2,9	·	835	60	85	42	1,7	190	0,8	0,13	0,13	0,8	37,5
Erdbeeren	665	5,3	·	935	165	200	127	6,0	55	1,3	0,20	0,33	3,3	413,3
Apfelsine (Orange)	605	4,2	·	790	180	90	61	2,4	65	1,2	0,36	0,18	1,2	218,2
Banane	365	2,9	·	945	20	75	87	1,5	90	1,1	0,11	0,15	1,5	29,1
Grapefruit	1110	5,6	·	1335	145	100	78	2,2	22	2,2	0,56	0,22	2,2	333,3
Kiwi	425	3,4	·	1105	130	105	89	3,0	210	·	0,04	0,17	1,7	395,7
Mandarine	740	3,7	·	850	185	110	52	2,2	250	·	0,30	0,15	0,7	148,1
Alkoholfreie Getränke														
Apfelsaft	525	+	·	630	35	35	21	1,6	37	+	0,11	0,16	1,6	5,3[3])
Orangensaft, ungezuckert	510	5,1	·	820	55	75	62	1,0	60	1,0	0,51	0,15	1,5	276,9
Cola-Getränke	540	·	·	5	20	80	5	·	·	·	·	·	·	·

Alkoholhaltige Getränke

	Alkohol	Menge	Protein	Extrakt	Kalium	Calcium	Phosphor	Magnesium	Eisen	A	E	B_1	B_2	Niacin	C
Rotwein, dt. Lage	26,6	310	·	8,1	295	20	30	25	2,8	·	·	0,16	0,16	0,6	·
Vollbier, hell	19,5	510	2,6	23,1	205	20	155	34	0,5	·	·	+	0,26	3,6	·
Weißwein, dt. Lage	25,8	340	·	7,8	270	35	50	34	2,0	·	·	+	+	+	·

[1]) Berechnungsgrundlage je 100 g eingekaufter Ware [2]) Schwankungen von Sorte zu Sorte
[3]) Mit Ascorbinsäurezusatz beträgt der Vitamin-C-Gehalt 73,7 mg je MJ

Empfehlenswerte Höhe der Energie- und Nährstoffzufuhr pro Tag

	Energie				Protein		Essentielle Fettsäuren	Wasser
	kcal		kJ		g			
	m	w	m	w	m	w	g	ml/kg KG
Säuglinge								
0– 2 Monate	550		2200		2,3[3])		2	130–180
3– 5 Monate	750		3100		2,1[3])		3	130–180
6–12 Monate	850		3600		2,0[3])		3	120–145
Kinder								
1– 3 Jahre	1100		4500		22		4	115–125
4– 6 Jahre	1500		6500		32		5	100–110
7– 9 Jahre	1900		8000		40		6	90–100
10–12 Jahre	2300	2200	9500	9000	45	45	7	70– 85
13–14 Jahre	2700	2500	11500	10500	60	55	9	50– 60
Jugendliche u. Erwachsene	[1])		[1])					
15–18 Jahre	3000	2400	12500	10000	60	50	10	40– 50
19–35 Jahre	2600	2200	11000	9000	55	45	10	20– 45
36–50 Jahre	2400	2000	10000	8500	55	45	10	20– 45
51–65 Jahre	2200	1800	9000	7500	55	45	10	20– 45
über 65 Jahre	1900	1700	8000	7000	55	45	10	20– 45
Schwangere		+300[2])		+1200[2])		+30[2])	+1[2])	20– 45
Stillende	bis	+700	bis	+3000		+20[6])	+3	20– 45

Quelle: DGE 1986

[1]) Werte für Personen mit vorwiegend sitzender Tätigkeit (Leichtarbeiter) · Weitere Erklärungen siehe Seite 60

[2]) ab 4. Monat der Schwangerschaft

[3]) g/kg KG (Körpergewicht)

[4]) bei Muttermilchnahrung

[5]) nichtmenstruierende Frauen, die nicht schwanger sind oder stillen: 12 mg

[6]) ca. 2,4 g Zulage je 100 g sezernierte Milch

Kalium[1]) g	Calcium mg		Phosphor mg		Magnesium mg		Eisen mg		Jod µg	Zink mg	
	m	w	m	w	m	w	m	w[5])			
											Säuglinge
0,3—1,0	250[4])/500		120[4])/280		30[4])/50		0		50	3	0— 2 Monate
0,3—1,0	250[4])/500		120[4])/280		40[4])/70		6		70	4	3— 5 Monate
0,3—1,0	500		500		120		8		80	5	6—12 Monate
											Kinder
1,0—2,0	600		600		140		8		100	8	1— 3 Jahre
1,0—2,0	700		700		200		8		120	10	4— 6 Jahre
1,0—2,0	800		800		220		10		140	12	7— 9 Jahre
1,0—3,0	1000	900	1000	900	280	250	12	18	180	12	10—12 Jahre
1,0—3,0	1000	900	1000	900	330	300	12	18	200	15	13—14 Jahre
											Jugendliche u. Erwachsene
3,0—4,0	900	800	900	800	400	350	12	18	200	15	15—18 Jahre
3,0—4,0	800		800		350	300	12	18	200	15	19—35 Jahre
3,0—4,0	800		800		350	300	12	18	180	15	36—50 Jahre
3,0—4,0	800		800		350	300	12	12	180	15	51—65 Jahre
3,0—4,0	800		800		350	300	12	12	180	15	über 65 Jahre
		+400		+200		+100[2])		+7	+30	+10[2])	**Schwangere**
		+400		+200		+150		+4	+60	+10	**Stillende**

[1]) Richtwert für die Natriumzufuhr: 2000 mg Na je Tag für Erwachsene

Empfehlenswerte Höhe der Nährstoffzufuhr pro Tag

	Vitamin A (Retinoläquivalente) mg		Vitamin D µg	Vitamin E (α-Tocopherol-Äquivalent) mg		Thiamin mg		Riboflavin mg		Niacin (-Äquivalente) mg	
	m	w				m	w	m	w	m	w
Säuglinge	[1]					[1]		[1]			
0– 2 Monate	0,5/0,6		10	3[1]	3	0,3/0,4		0,4/0,5		5	
3– 5 Monate	0,6/0,7		10	4	4	0,4/0,6		0,5/0,6		7	
6–12 Monate	0,6/0,7		10	4	5	0,5/0,7		0,6/0,7		8	
Kinder											
1– 3 Jahre	0,6/0,7		10	5	6	0,6/0,9		0,7/0,9		8	
4– 6 Jahre	0,7/0,9		10	7	8	0,8/1,1		1,0/1,3		11	
7– 9 Jahre	0,8/1,0		10	8	9	1,0/1,4		1,3/1,6		13	
10–12 Jahre	0,9 1,1	0,9 1,1	10	10	11	1,2 1,7	1,1 1,6	1,5 1,9	1,4 1,8	15	14
13–14 Jahre	1,1 1,4	1,0 1,2	10	12	13	1,4 2,0	1,3 1,9	1,6 2,0	1,5 1,9	19	17
Jugendliche u. Erwachsene											
15–18 Jahre	1,1 1,4	0,9 1,1	10	12	13	1,5 2,1	1,3 1,9	1,8 2,3	1,7 2,1	20	16
19–35 Jahre	1,0 1,3	0,8 1,0	5	12	13	1,4 2,0	1,2 1,7	1,7 2,1	1,5 1,9	18	15
36–50 Jahre	1,0 1,3	0,8 1,0	5	12	13	1,3 1,9	1,1 1,6	1,7 2,1	1,5 1,9	18	15
51–65 Jahre	1,0 1,3	0,8 1,0	5	12	13	1,3 1,9	1,1 1,6	1,7 2,1	1,5 1,9	18	15
über 65 Jahre	1,0 1,3	0,8 1,0	5	12	13	1,3 1,9	1,1 1,6	1,7 2,1	1,5 1,9	18	15
Schwangere ab 4. Monat		+0,3 +0,3	+5	+2			+0,3 +0,4		+0,3 +0,5		+2
Stillende		+1,0[8] +1,2[9]	+5	+5[10]	+6[11]		+0,5 +0,7		+0,8 +1,0		+5[12]

[1]) Bei zwei Zahlen bedeutet die erste die empfohlene Zufuhr/Tag, die zweite die bei Benutzung von Nährwerttabellen maßgebende.
[2]) Berechnet auf „Gesamtfolat" (Summe folatwirksamer Verbindungen in üblicher Nahrung)
[3]) Folat-Äquivalente bzw. freie Folsäure (Pteroyl-monoglutamat)
[4]) Empfehlenswerte Höhe der Zufuhr an Folsäure bei Benutzung von Nährwerttabellen
[5]) ca. 0,07 µg Vitamin B_{12}-Zulage pro 100 g sezernierte Milch
[6]) ca. 6 mg Vitamin-C-Zulage pro 100 g sezernierte Milch
[7]) ca. 8 mg Vitamin-C-Zulage pro 100 g sezernierte Milch   Quelle: DGE 1986

Vitamin B_6 mg m		Vitamin B_6 mg w		Folsäure µg [2]	Folsäure µg [3]	Folsäure µg [4]	Pantothensäure mg		Vitamin B_{12} µg		Vitamin C mg		
							[1]		[1]		[1]		**Säuglinge**
	0,3[1]/0,4				40		4	6	0,5	0,5	40	57	0— 2 Monate
	0,4 /0,5				40		4	6	1,0	1,0	45	64	3— 5 Monate
	0,5 /0,6				40		4	6	1,5	1,7	50	71	6—12 Monate
													Kinder
	0,7/0,9			200	80	400	5	7	2,5	2,8	55	79	1— 3 Jahre
	1,3/1,6			300	120	600	5	7	3,0	3,4	60	86	4— 6 Jahre
	1,4/1,8			300	120	600	6	9	5,0	5,7	65	93	7— 9 Jahre
1,6	2,0	1,4	1,8	400	160	800	6	9	5,0	5,7	70	100	10—12 Jahre
2,0	2,5	1,6	2,0	400	160	800	8	11	5,0	5,7	75	107	13—14 Jahre
													Jugendliche u. Erwachsene
2,1	2,6	1,8	2,3	400	160	800	8	11	5,0	5,7	75	107	15—18 Jahre
1,8	2,3	1,6	2,0	400	160	800	8	11	5,0	5,7	75	107	19—35 Jahre
1,8	2,3	1,6	2,0	400	160	800	8	11	5,0	5,7	75	107	36—50 Jahre
1,8	2,3	1,6	2,0	400	160	800	8	11	5,0	5,7	75	107	51—65 Jahre
1,8	2,3	1,6	2,0	400	160	800	8	11	5,0	5,7	75	107	über 65 Jahre
		+1,0	+1,3	+400	+160	+800	+2	+3	+1,0	+1,1	+25	+36	**Schwangere ab 4. Monat**
		+0,6	+0,8	+200	+ 80	+400	+3	+4	+1,0[5]	+1,1	+50[6]	+71[7]	**Stillende**

[8]) ca. 120 µg Retino-Äquivalente-Zulage pro 100 g sezernierte Milch
[9]) ca. 140 µg Retino-Äquavilente-Zulage pro 100 g sezernierte Milch
[10]) ca. 0,60 mg Tocopherol-Äquivalente-Zulage pro 100 g sezernierte Milch
[11]) ca. 0,65 mg Tocopherol-Äquivalente-Zulage pro 100 g sezernierte Milch
[12]) ca. 0,6 mg Niacin-Äquivalente-Zulage pro 100 g sezernierter Milch, bei voller Deckung des Protein-(Tryptophan-) Bedarfs

Zuschläge für andere Berufsschwere-gruppen:

Mittelschwerarbeiter je Tag	600 kcal/2500 kJ
Schwerarbeiter je Tag	1200 kcal/5000 kJ
Schwerstarbeiter je Tag	1600 kcal/6700 kJ

Ein Mann mit einem Berufsarbeitsumsatz bis 75 kcal/h (315 kJ/h) wird in die Gruppe der „Leichtarbeiter“ eingeordnet, bis 150 kcal/h (630 kJ/h) als „Mittelschwerarbeiter“, bis 200 kcal/h (840 kJ/h) als „Schwerarbeiter“ und über 200 kcal/h (840 kJ/h) als „Schwerstarbeiter“.

Die entsprechenden Werte für Frauen lauten bis 60 kcal/h (250 kJ/h) Leichtarbeiter, bis 120 kcal/h (500 kJ/h) Mittelschwerarbeiter, über 120 kcal/h (500 kJ/h) Schwerarbeiter. Für die gewählten Abstufungen der einzelnen Berufsschweregruppen sind die Berufsbezeichnungen weniger wichtig als die richtige Bewertung der Arbeitsleistung. Eine Zuweisung von Berufen in eine Berufsschweregruppe kann daher nicht als konstant angesehen werden. Insbesondere infolge der fortschreitenden Mechanisierung ist eine Änderung der Zuweisung beruflicher Tätigkeiten von einer Berufsschweregruppe in eine andere möglich. Weiter ist darauf hinzuweisen, daß Angaben über den Energieumsatz je Minute nur in wenigen Fällen auf größere Zeiteinheiten übertragen werden können. Das hängt zum Teil mit der maximalen Dauerleistungsgrenze zusammen. Selbst bei Tätigkeiten, die als mittelschwer eingeordnet werden, läßt die Arbeitsintensität nach einer gewissen Zeit nach, so daß es auch in solchen Fällen ein großer Trugschluß wäre, lediglich die Zeit mit dem Minutenumsatz zu multiplizieren (WIRTHS 1975).

Für die einzelnen Berufsschweregruppen können als Beispiele folgende berufliche Tätigkeiten genannt werden:

Leichtarbeiter: Bürobedienstete, Uhrmacher, Laboranten, Feinmechaniker, Pkw-Fahrer, Fließbandarbeiter (sitzend)

Mittelschwerarbeiter: Autoschlosser, Weberin, Spinnerin, Verkäuferin, Anstreicher, hauswirtschaftliche Tätigkeiten mit größerem körperlichem Aufwand

Schwerarbeiter: Maurer, Zimmermann, Dachdecker, Masseur, Winzer, mehrere landwirtschaftliche Tätigkeiten; mehrere Disziplinen im Leistungssport

Schwerstarbeiter: Waldarbeiter, Steinbrecher (Handbrecher), Kohlenhauer, Abschlacker, Hochöfner, Stahlwerker; Hochleistungssportler, insbesondere Kraftsportarten

Eine körperliche Berufsarbeit, die täglich weniger als 8 Stunden ausgeübt wird, hat eine Einstufung in eine Gruppe mit entsprechend geringerem Arbeitsumsatz seitens der Berufsschwere zur Folge. Demgegenüber hat eine stündliche körperliche Belastung mit etwa 50 kcal (120 kJ) Arbeitsumsatz, die bei 8stündiger Arbeit in die Gruppe der Leichtarbeiter einzuordnen ist, wenn sie 12 Stunden ausgeführt wird, was z. B. bei berufstätigen Frauen, die außerdem regelmäßig Hausarbeit leisten, öfter vorkommt, eine Einstufung in die nächsthöhere Berufsschweregruppe (der Mittelschwerarbeiter) zur Folge.

Während der Anpassung an eine andere Tätigkeit sowie in der Trainingszeit ist der Energiebedarf höher. Bei vielen Arbeitselementen erfolgt ein Mitbewegen des eigenen Körpers. Beim Gehen steht der Energieverbrauch in direkter Proportion zum Körpergewicht.

Literatur

CREMER, H.-D., AIGN, W., ELMADFA, I., MUSKAT, E. und SCHÄFER, H.: Die große Nährwerttabelle, Gräfe und Unzer, München 1984/85

Deutsche Gesellschaft für Ernährung: Empfehlungen für die Nährstoffzufuhr. Umschau Verlag Frankfurt/Main korrigierter Nachdruck 1986

FEELY, R. M., CRINER, P. E., WATT, B. K.: Cholesterol Content of Foods. Journ. Am. Diet. Ass. 61: 134—148 (1972)

HAENEL, H. (Hrsg.): Energie- und Nährstoffgehalt von Lebensmitteln, Lebensmitteltabellen. VEB Verlag Volk und Gesundheit, Berlin 1979

HELMS, P.: Naeringsstoftabeller. Laegeforeningens forlag, København 1978

ICNND: Food Composition Table for use in Latin America. Bethesda, Md. 1961

Kalorien mundgerecht. 5., erweiterte und überarbeitete Auflage. Umschau Verlag, Frankfurt a. M. 1984

Livsmedelstabeller. Livsmedelsverk Liber Tryck Stockholm 1978

McCANCE and WIDDOWSON's: The Composition of Foods, 4. ed., PAUL, A. A., and SOUTHGATE, D.A.T. HMSO, London 1978

McLAUGHLIN, P. J., WEIHRAUCH, J. L.: Vitamin E content of foods. Journ. Am. Diet. Ass. 75: 647—665 (1979)

MEISEL, H., Bundesanstalt für Milchforschung, persönliche Mitteilung, Kiel 1985

Nederlandse Voedings middelen Tabel Uitgave, Den Haag 1971

PELLET, P. L., SHADAREVIAN, S.: Food Composition Tables for use in the Middle East. Beirut 1970

USDA: Composition of Foods used in Far Eastern Countries. Agr. Handbook No. 34, Washington D.C. 1952

USDA: Composition of Foods. Agr. Handbook No. 8, Washington D.C. 1963

USDA: Food yields summarized by different stages of preparation. Agricultural Handbook No. 102, Washington D.C. 1975

USDHEW: Food Composition Table for use in Africa, Bethesda. Md. and Rome (FAO) 1968

WIRTHS, W.: Energiebedarf, Ernährungs-Umschau 22: 259—265 (1975)

Aus dem Schrifttum der DGE*)

Titel	Ladenpreis
Ernährungsbericht 1984 (zu beziehen durch Druckerei und Verlag Henrich, Postfach 76 01 20, 6000 Frankfurt 76)	18,60
Materialband zum Ernährungsbericht 1984	36,–
Empfehlungen für die Nährstoffzufuhr	16,80

Titel	Schutzgebühr
Tabelle „Empfehlungen für die Nährstoffzufuhr“	2,–
Richtig gekocht – vollwertig ernährt	6,–
Rezepte zum Schlankwerden und Schlankbleiben	4,–
Schnellgerichte für Berufstätige	4,–
Richtige Ernährung bei erhöhtem Harnsäurespiegel und Gicht	4,–
Ernährung bei Übergewicht, 1200 Kalorien	2,50
Aufbewahrung und Lagerung von Lebensmitteln im Haushalt	6,–
Kalorientabelle für den täglichen Gebrauch: Bei Bestellung verschiedener Titel (als Einzelstück)	–,60
als Einzelauftrag nur gebündelt zu 5 Stück	3,–
Leichte Vollkost bei Krankheiten der Verdauungsorgane	3,50
Richtige Ernährung bei Herz-Kreislauferkrankungen und Bluthochdruck	5,–
Ballaststoffreiche Kost	3,50
Ich nehme ab (Trainingsmaterial für Selbsthilfegruppen) einschließlich Versandkosten	22,–
Posterserie „Ernährung und Bewegung“, 9teilig, vierfarbig: kartoniert zum Aufhängen	48,–
als Papierposter	20,–
Großküchen-Rezept-Kartei der DGE (880 Rezepte auf cellophaniertem Karton mit Karteikasten, einschl. Versandkosten und Mehrwertsteuer)	300,–
Gemeinschaftsverpflegung – Speiseplanung leicht gemacht	25,–

Für Kinder und Jugendliche	Schutzgebühr
Faltblätter:	
Einmaleins des Schulfrühstücks	1,–
Beiheft für Eltern und Lehrkräfte zur Broschüre „Einmaleins des Schulfrühstücks“	1,–
Richtig essen – Leichter lernen: bei Bestellung versch. Titel als Einzelstück	0,25
als Einzelauftrag nur gebündelt zu 10 Stück	2,50
Posterserie „Lerne richtig essen“, 7teilig für Jugendliche	29,70

*) Zu beziehen durch die Deutsche Gesellschaft für Ernährung, Feldbergstraße 28, 6000 Frankfurt am Main 1. Versandkosten werden gesondert berechnet. Zahlung nach Rechnungstellung, Schutzgebühränderung vorbehalten.

Register